歯科衛生士臨床のための

Quint Study Club

知っておきたい知識編 ❶

だれでも バッチリ撮れる！ 口腔内写真撮影

監修：中野予防歯科研修会
著：飯田　しのぶ
　　山口　志穂

クインテッセンス出版株式会社　2008

Tokyo, Berlin, Chicago, London, Paris, Barcelona, Istanbul, Milano, São Paulo, Moscow, Prague, Warsaw, New Delhi, Beijing, and Bukarest

はじめに

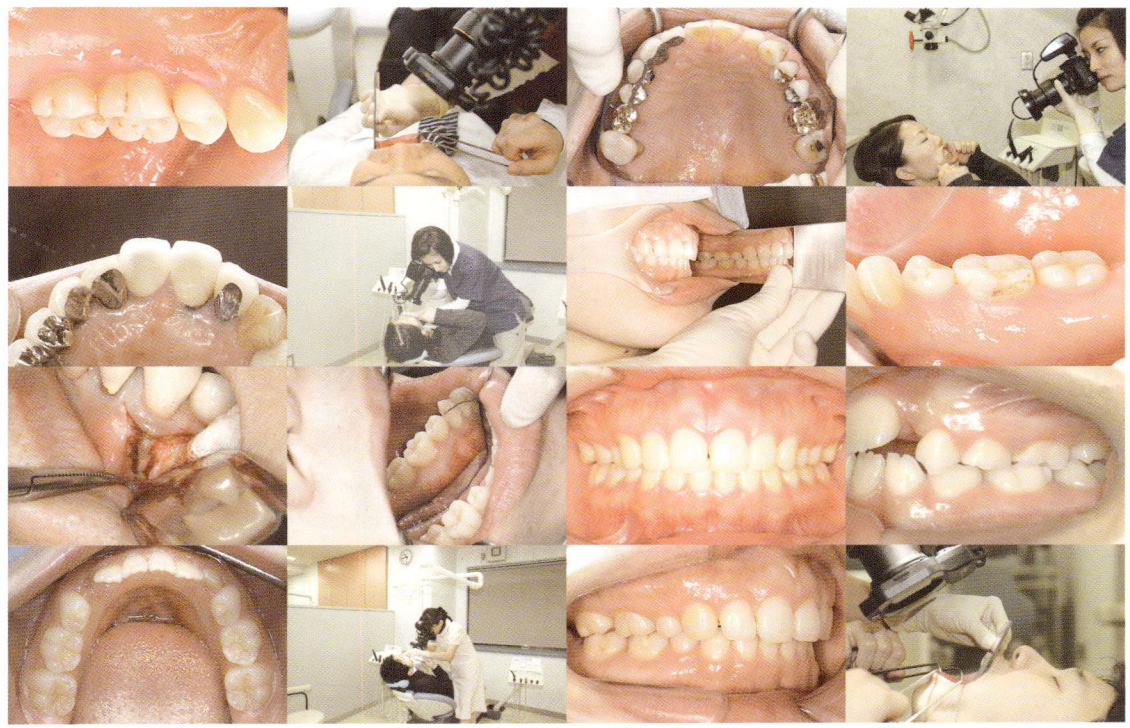

　口腔内写真は難しいという声をよく耳にします。
　口腔内写真が難しいと感じる理由は、重たいカメラを持ち、患者さんを気遣いながら、片手でミラー操作をすることにあると思います。
　短時間で撮影することは、撮影者にとっても患者さんにとっても疲労や苦痛が少なく、大切なことです。しかし撮影した写真に、観察したい情報が写っていなければ、ただ撮影しただけの意味のない写真になってしまいます。できるだけ短時間で、口腔内の情報を写し取るためには、教科書や雑誌などに載っている口腔内写真をよく観察して、どのような写真を撮るのかという、イメージ作りをしておくことが大切です。
　撮影した写真は、撮ったままにしないで、できるだけ大きく写し観察して下さい。口腔内を観察するポイントが見つかるだけでなく、撮影の問題点が見つかれば、さらに上達する糸口となると思います。
　この書籍では、筆者たちが日ごろ撮影しているときの注意点を振り返り、基本的な口腔内写真の撮影や、撮影の練習方法について紹介してあります。また、失敗写真を観察し、問題点を改善するためのいくつかの方法を紹介いたしました。
　難しいと敬遠してしまう口腔内写真も、撮影のコツをつかんで、気軽に撮影できるように練習しましょう。

著者一同

CONTENTS

1. 口腔内写真撮影の基本　9

いろいろな口腔内写真
〜各種規格写真の特徴を理解しよう〜　10

- 口腔内写真って、どんな写真？　10
- 規格性のある写真を撮影することを心がける　10
- 規格写真①　保険診療などで必要な5枚　11
- 規格写真②　より詳細に観察できる12枚　12
- 規格写真③　前歯の状態もしっかり確認13枚　13
- 規格写真④　すべての部位を網羅16枚　14

部位別　規格写真の撮影のしかた　15

- 何を撮影したいですか？　15
- 正面観の口腔内写真　撮影のポイント　16
- 前歯部唇側拡大の口腔内写真　撮影のポイント　18
- 前歯部唇側拡大（上顎）の口腔内写真　撮影のポイント　20
- 前歯部唇側拡大（下顎）の口腔内写真　撮影のポイント　22
- 上顎咬合面の口腔内写真　撮影のポイント　24
- 前歯部口蓋側の口腔内写真　撮影のポイント　26
- 下顎咬合面の口腔内写真　撮影のポイント　28
- 前歯部舌側の口腔内写真　撮影のポイント　30
- 右側頬側面観の口腔内写真（直接撮影）　撮影のポイント　32
- 左側頬側面観の口腔内写真（直接撮影）　撮影のポイント　34
- 右側頬側面観の口腔内写真（ミラー撮影）　撮影のポイント　36

CONTENTS

- 左側頬側面観の口腔内写真（ミラー撮影）　撮影のポイント　　38
- 小児患者の右側頬側面観の口腔内写真　撮影のポイント　　40
- 小児患者の左側頬側面観の口腔内写真　撮影のポイント　　41
- 右側口蓋側面観の口腔内写真　撮影のポイント　　42
- 左側口蓋側面観の口腔内写真　撮影のポイント　　44
- 右側舌側面観の口腔内写真　撮影のポイント　　46
- 左側舌側面観の口腔内写真　撮影のポイント　　48

観察したい部位のみを撮影する 規格写真以外の口腔内写真と記録写真　50

- 外科手術時の状況を記録する口腔内写真　　50
- 規格写真では写りにくい部位を記録する口腔内写真　　51
- 粘膜の状態を記録する口腔内写真　　52
- 口腔外で修復物や抜去歯を記録する写真　　53
- 患者さんの顔貌写真　　54

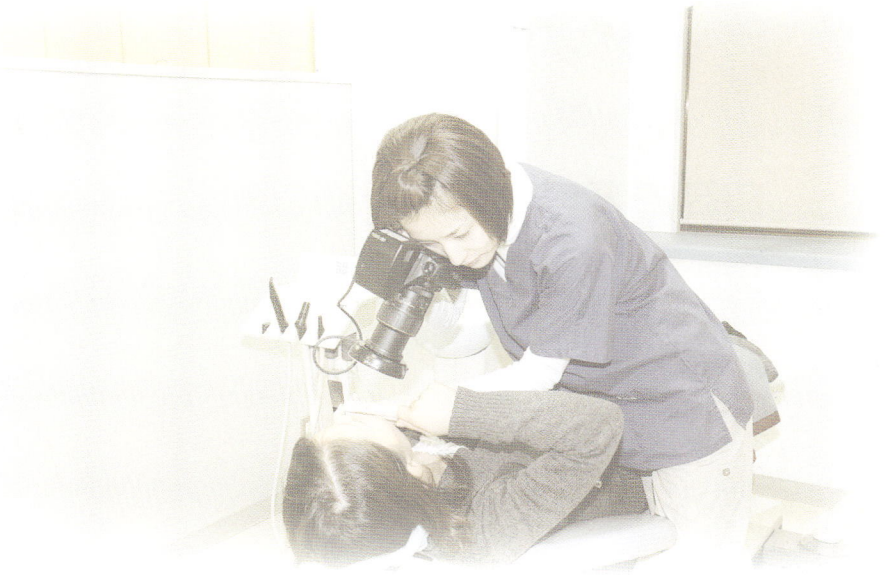

CONTENTS

2. さぁ、臨床現場で口腔内写真を撮影してみよう　　55

撮影その前に まず患者さんの気持ちを理解しよう
～本書の患者モデル歯科衛生士に聞きました～　　56

- 「大丈夫です」は、そんなに大丈夫ではありません　　56
- 口角鉤の操作って、思ったよりも難しいです　　56
- 口角鉤を引いたままで維持するのは、大変ですね　　57
- 想像以上に口の中って乾燥するのですね　　57
- 患者さんの口のサイズにあったミラーを用意したいです　　58
- 口蓋側の撮影は、呼吸も難しくなるのですね　　58
- ミラーの抜き取り方にも配慮が必要ですね　　59
- 撮影が終わったら、1枚でいいから見せてほしいです　　59

口腔内写真は、どんなタイミングで撮影すればいいでしょうか？　　60

口腔内写真の撮影手順　　61

- 撮影方法①　撮影者が移動しながら撮影する方法　　62
- 撮影方法②　撮影者が移動しないで撮影する方法　　67

CONTENTS

撮影を円滑に進めるアドバイス 〜著者の経験から〜　73

- 撮影の順番を覚えましょう　73
- 患者さんの表情を観察しながら撮影しましょう　73
- 1部位1枚を確実に撮影しましょう　74
- ミラーを把持する手はグローブをしましょう　74

3. ちょっと変？　よくある失敗写真から学ぼう　75

どうしてうまく撮影できないの？　問題点の発見と対策を考えよう　76

- 前歯部　うまく撮影できないのはなぜ？　76
- 咬合面　うまく撮影できないのはなぜ？　80
- 頬側面　うまく撮影できないのはなぜ？　83
- 舌・口蓋側面　うまく撮影できないのはなぜ？　86
- どうしても撮影できない　…妥協も大切です！　88

じょうずに撮れるようになるための口腔内写真撮影トレーニング法　89

- マニュアルフォーカスに慣れよう！　89

CONTENTS

4. これだけ知っておけば大丈夫 カメラの超基礎知識　93

「写真を適切な明るさでシャープに写したい」そんなときに知っておくと役立つ基礎知識　94

- 「絞り」のメカニズムと写真への影響　94
- 絞りに強くなってシャープで明るい写真を撮ろう　95
- 撮影倍率の違いによる明るさの変化に強くなろう　96

デジタルカメラの機種の違いによって、撮影される色が違うことを知っておこう　97

監修および執筆者紹介

監修

中野予防歯科研修会
　　顧問・景山正登　（東京都中野区開業）

執筆

飯田しのぶ（景山歯科医院勤務　歯科衛生士）
山口志穂（笠島歯科室勤務　歯科衛生士）

1 口腔内写真撮影の基本

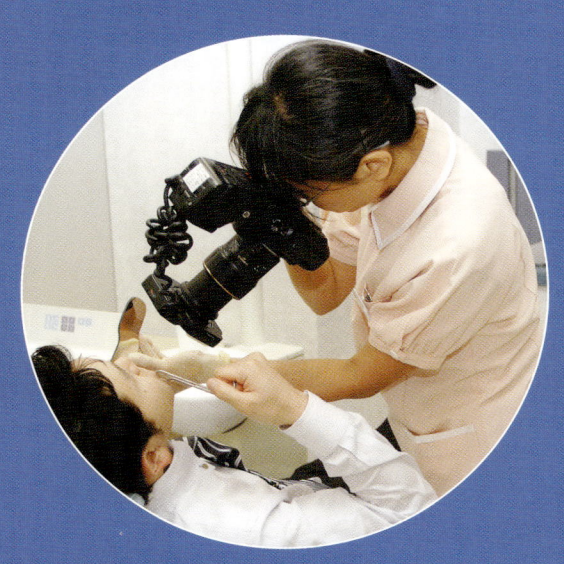

だれでもバッチリ撮れる！　口腔内写真撮影

いろいろな口腔内写真
〜各種規格写真の特徴を理解しよう〜

口腔内写真って、どんな写真？

　口腔内写真は、初診時の状態を確認し治療計画を立案するときや、ブラッシング指導時、スケーリング・ルートプレーニングなどの治療後の口腔内の変化を観察するための、患者さんの口腔内の情報を記録する大切な資料です。

　また、患者さん自身に、自分の口腔内の変化や、治療効果を理解していただくためにも重要です。

　写真として記録したことにより、直接、口腔内を観察しているときには見落としてしまうような歯肉の炎症や初期う蝕の状態なども、後でじっくり観察することで気づくことがあります。

規格性のある写真を撮影することを心がける

　口腔内写真を撮影する際には、規格性のある写真を撮影することを心がけましょう。

　規格性のある写真とは、つねに撮影部位と枚数が同じな写真のことです。

　同じ基準で撮影することにより、その変化や個人差を知ることができます（**図1a**）。撮影倍率や撮影部位、撮影の角度がバラバラだと、以前の状態との比較が難しくなります（**図1b**）。

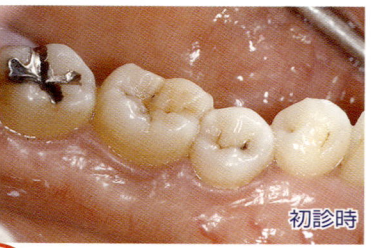

図1a　比較のできる写真（初診時）

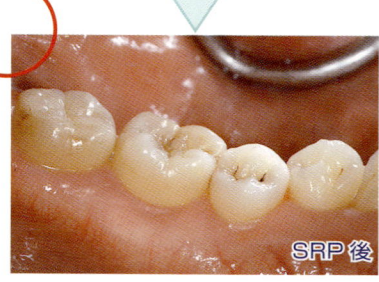

（SRP後）

初診時やSRP後などのように定期的に撮影し、歯肉の炎症の回復を記録すると、患者さんにその変化を気づいてもらうことができます。

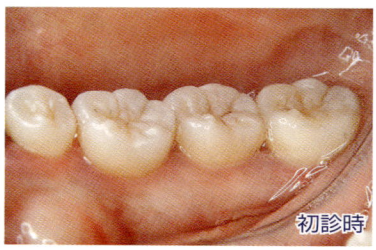

図1b　比較が困難な写真（初診時）

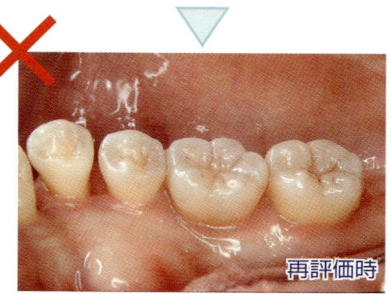

（再評価時）

初診時は智歯があるため、5678を撮影しましたが、智歯を抜歯したため、再評価時では4567を撮影しました。4の比較ができません。

規格写真① 保険診療などで必要な5枚

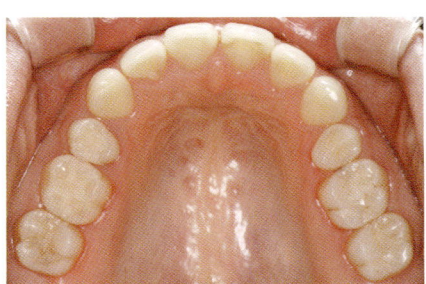
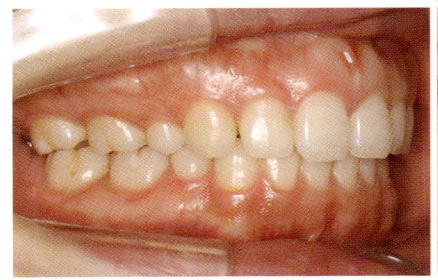
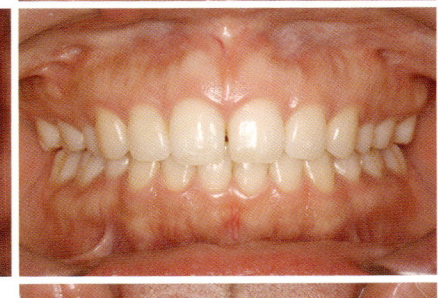
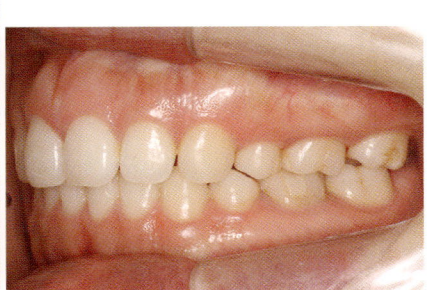
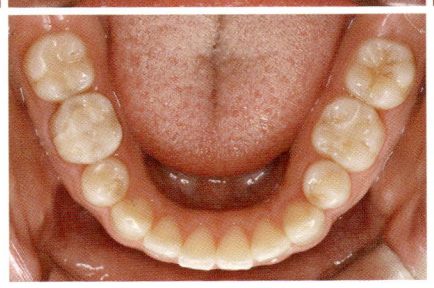

活用シチュエーション

◇最低限必要な部位・情報を記録します。

◇保険診療の適応範囲で、口腔内の情報を記録することができる5枚です。

◇歯列や咬合状態の記録、小児の撮影に適しています。

撮影時のポイント

◇基本は撮影倍率1：2（デジタル1：2.8～1：3)で撮影します。

◇正面観、上下顎咬合面の正中がそろうように、また正面観と左右頬側面観の咬合平面がそろうように撮影します。

規格写真② より詳細に観察できる12枚

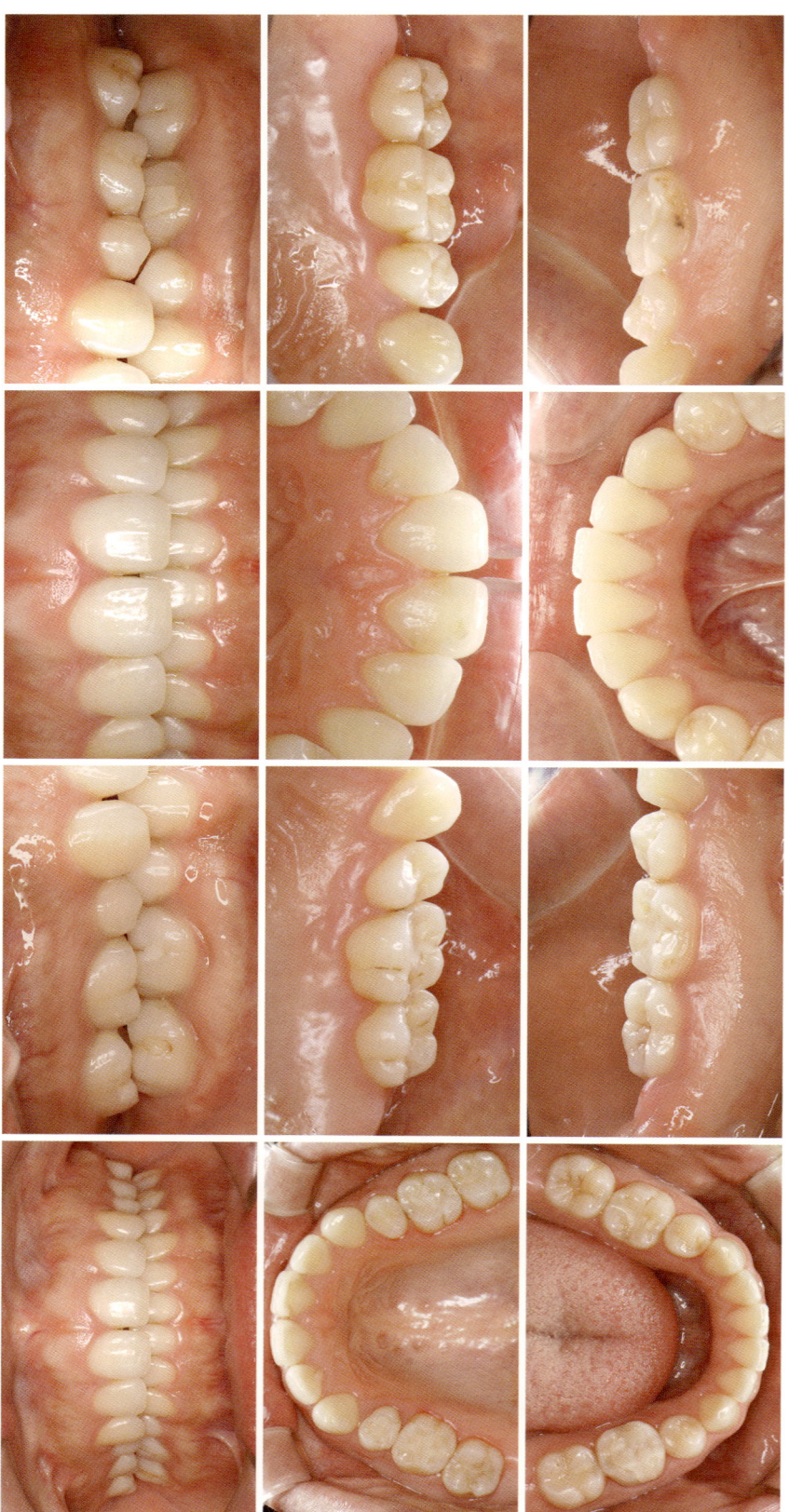

活用シチュエーション
◇ 基本の5枚では補えない部位の情報が確認できます。
◇ 正面観と咬合面観から歯列全体を観察し、1/3顎の拡大写真から歯肉や歯を観察します。
◇ また、スタディモデルやエックス線写真と同側にまとめることで、患者さんへの説明がスムーズに行えます。

撮影時のポイント
◇ 正面観、咬合面観は撮影倍率1:2（デジタル1:2.8～1:3）で撮影します。
◇ 1/3顎拡大写真は1:1.2（デジタル1:1.8）で撮影します。
◇ 正中が写真の中央になるように撮影します。
◇ 1/3顎の撮影はできるだけ歯肉が写るように位置づけます。

規格写真③　前歯の状態もしっかり確認 13 枚

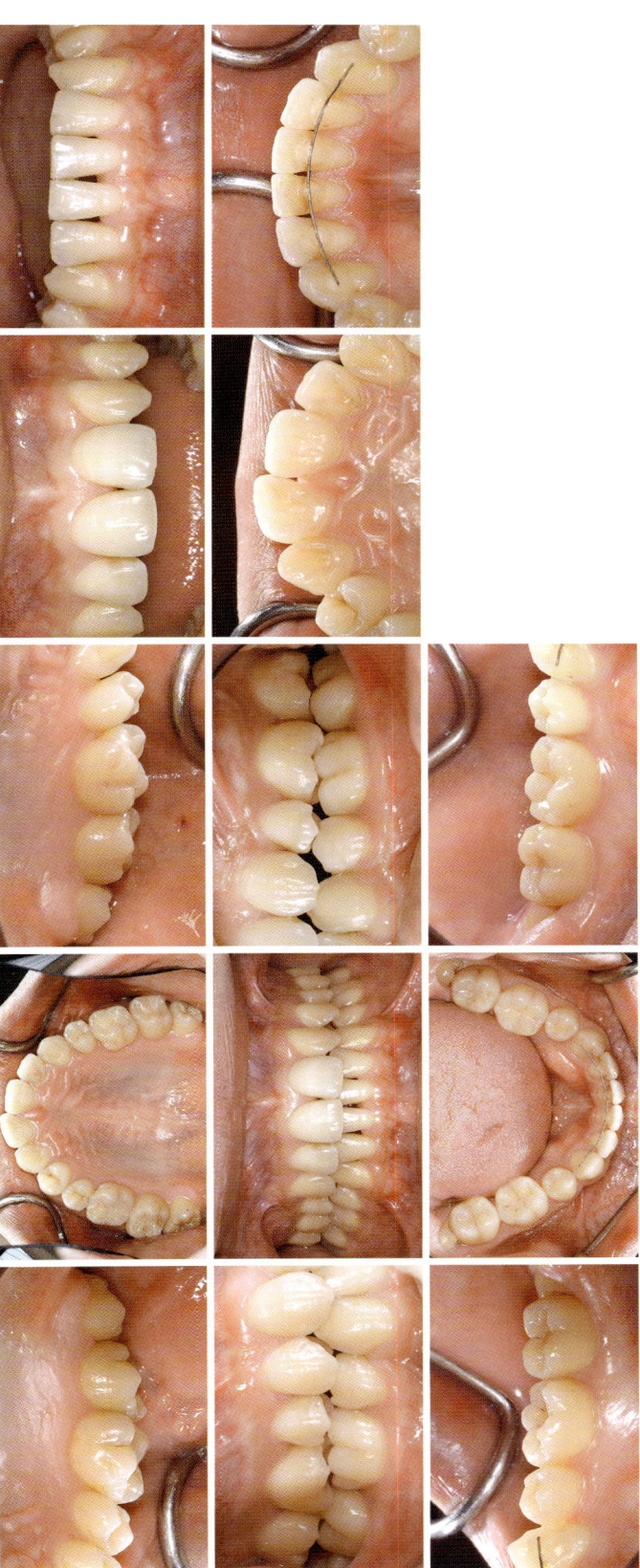

活用シチュエーション
◇ 基本の 5 枚では補えない部位の情報が確認できます。
◇ 正面観と咬合面観から歯列全体を観察し、1/3 顎の拡大写真から歯肉や歯を観察します。
◇ ミラー面はすべて反転し、正面観の左に右側、右に左側を配置することで、顔の正面から口腔内を観察している状態を再現します。
◇ 前歯部を上下顎分けて撮影することで、下顎前歯部もより詳細に確認することができます。

撮影時のポイント
◇ 正面観、咬合面観は撮影倍率 1：2（デジタル 1：2.8 〜 1：3）で撮影します。
◇ 1/3 顎拡大写真は 1：1.2（デジタル 1：1.8）で撮影します。
◇ 正中が写真の中央になるように撮影します。
◇ 1/3 顎の撮影はできるだけ歯肉が写るように位置づけます。

規格写真④　すべての部位を網羅 16 枚

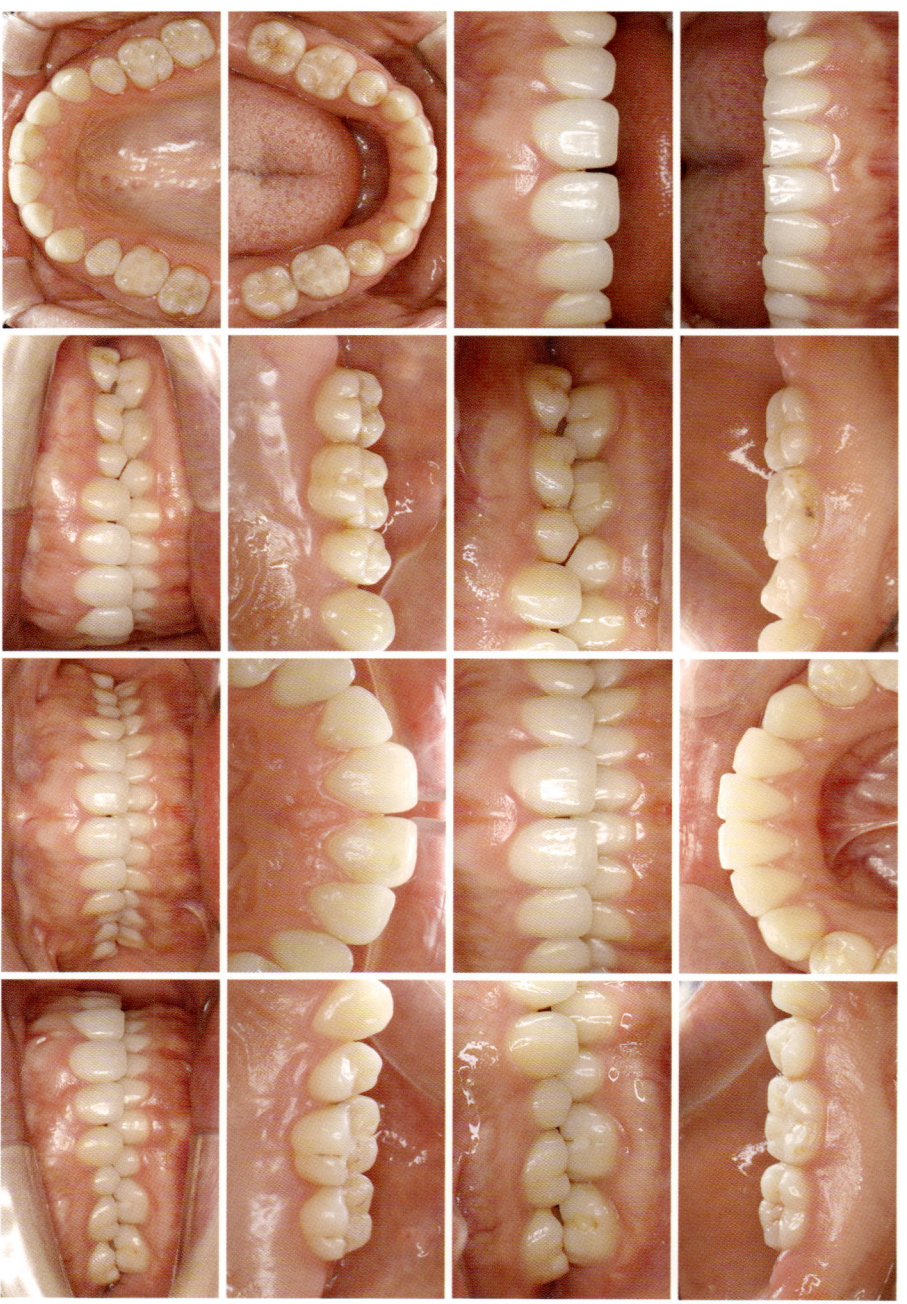

活用シチュエーション

◇基本の5枚写真から歯列全体を観察し、1/3 顎の拡大写真から歯や歯肉を観察します。

◇前歯部を上下顎分けて撮影することで、下顎前歯部もより詳細に確認することができます。

◇スタディモデルやエックス線写真と同側にまとめることで、患者さんへの説明がスムーズに行えます。

撮影時のポイント

◇正面観、咬合面観は撮影倍率1：2（デジタル1：2.8〜1：3）で撮影します。

◇1/3 顎拡大写真は1：1.2（デジタル1：1.8）で撮影します。

◇正中が写真の中央になるように撮影します。

◇1/3 顎の撮影はできるだけ歯肉が写るように位置づけます。

部位別　規格写真の撮影のしかた

何を撮影したいですか？

　口腔内写真では、歯・歯肉・粘膜や舌・歯列・修復物などを撮影しています。

　規格を決めただけで、ただシャッターを押していると、観察する対象が撮影されていないことがあります。

　撮影時は、形態や色について記録し、経過を観察するために撮影するという目的を持ちます（図2）。

　唾液や気泡がついていると、必要な部分が見えません。できるだけ唾液を吸引し、エアーで乾燥させて撮影することも重要です。

図2　撮影対象別　撮影時の注目ポイント

歯の撮影ポイント

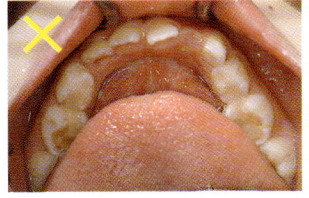 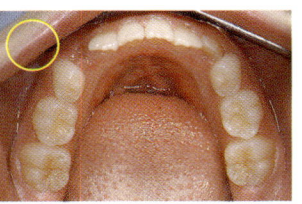

萌出の程度、初期う蝕の状態、プラークの付着、破折などが確認できるように撮影されていますか？　左は、歯の萌出状態（6̄の咬合面の状態）が観察できません。

歯肉の撮影ポイント

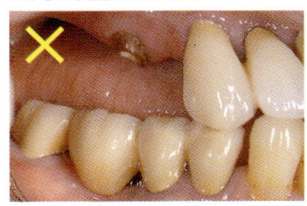 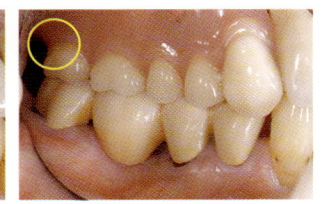

炎症の状態、歯肉の厚み、歯肉の硬さ（線維性・浮腫性）、歯肉退縮などが確認できるように撮影されていますか？　歯冠が大きいため通常の撮影倍率では歯肉まで写りません。撮影倍率の調整が必要です。

修復物の撮影ポイント

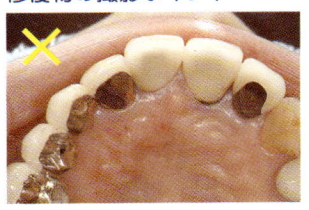 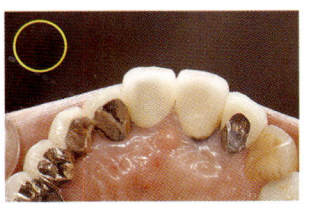

修復物の種類、咬合面の状態などが確認できるように撮影されていますか？　補綴物の咬合面シャイニングスポットを観察するためにはミラーの角度が大切になります。

歯列の撮影ポイント

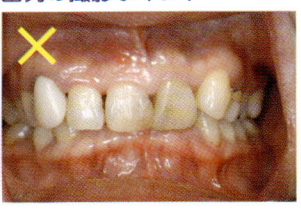 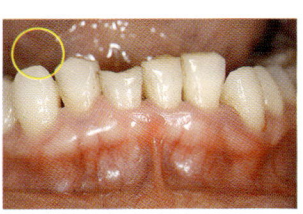

歯の植立位置、咬合平面や歯軸の傾きなどが確認できるように撮影されていますか？　過蓋咬合であるため下顎前歯部の歯肉が観察できません。下顎前歯部は分けて撮影することが必要です。

正面観の口腔内写真　撮影のポイント

撮影時のポイント

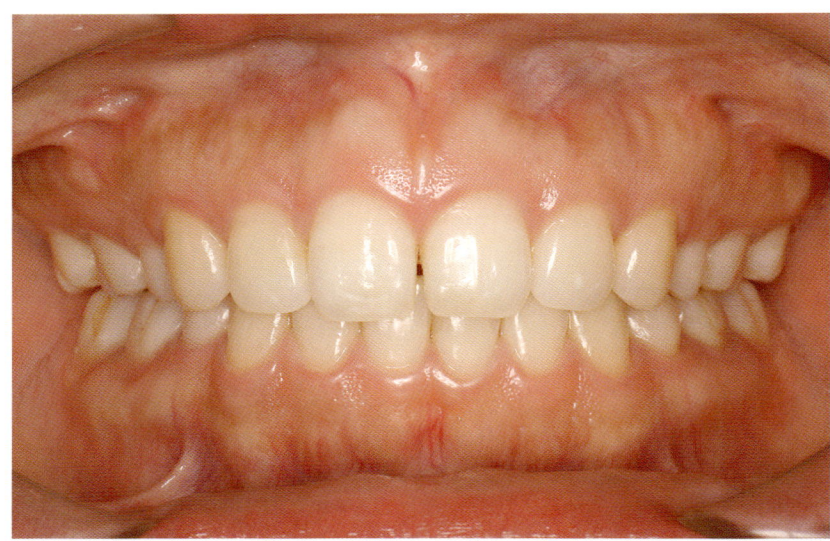

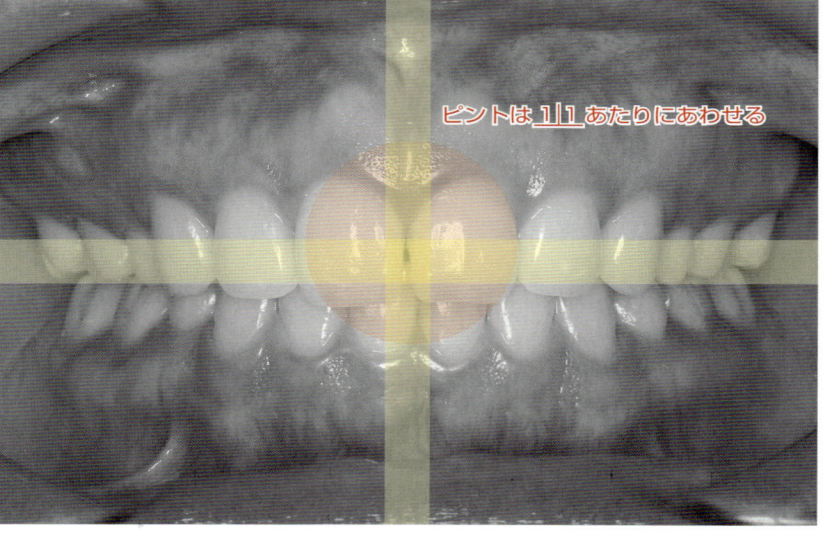

ピントは 1|1 あたりにあわせる

規格写真撮影のための基準
◇咬合平面を水平かつ写真のセンターに配置します。
◇正中を写真のセンターに配置します。
◇ピントは 1|1 あたりにあわせます。
◇7－7が入るように撮影倍率を調整します。

撮影時のポイント
◇中心咬合位で噛んでもらいましょう。
◇舌は後方に下げてもらいます。
◇エアーで乾燥させます。
◇上下の歯肉量のバランスが同じくらいになるように注意します。

撮影時のカメラのセッティング

	方法① 撮影者が移動しながら撮影する方法	方法② 撮影者が移動しないで撮影する方法
撮影方法	直接撮影	直接撮影
撮影倍率	1：2（デジタルカメラ1：2.8～1：3）	1：2（デジタルカメラ1：2.8～1：3）
ポジション	7時の位置	7時の位置
チェアの設定	起こした状態	140度程度
患者の顔の向き	正面よりやや右向き	正面よりやや右向き
口角鉤の引き方	やや前方に膨らます	やや前方に膨らませながら真横に引いてもらう
咬合の状態	中心咬合位で噛んでもらう	中心咬合位で噛んでもらう

1．口腔内写真撮影の基本

撮影方法①　撮影者が移動しながら撮影する方法

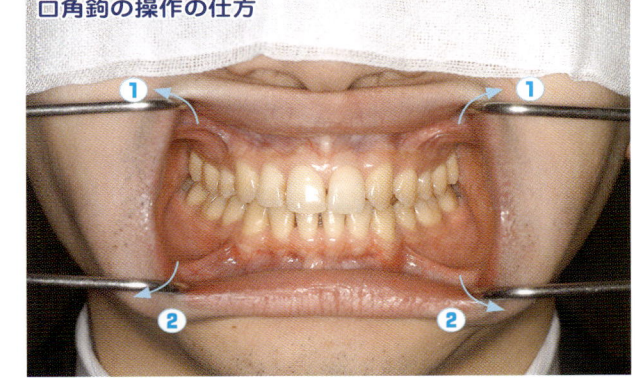
撮影者のポジション

① チェアは立てた状態に設定します。
② 撮影者は7時の位置から撮影します。
③ 患者には正面よりやや右を向いてもらいます。
④ 患者の背が高い場合は、ヘッドレストを調整し、顎を引いた状態にします。

口角鈎の操作の仕方

① 上顎は、少し前方に口唇を膨らますように引いてもらいます。
② 下顎は、下顎の歯肉が見えすぎないように、やや上方に引いてもらいます。

撮影方法②　撮影者が移動しないで撮影する方法

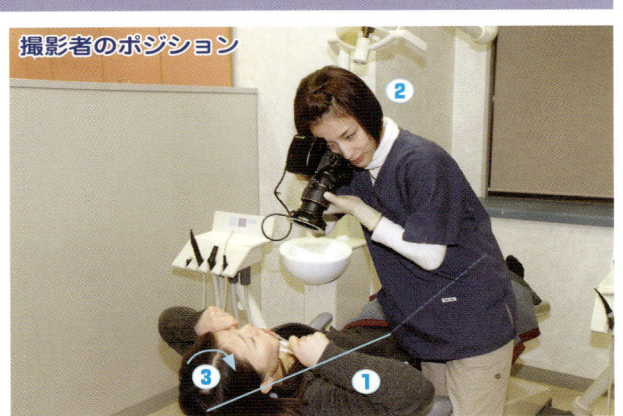
撮影者のポジション

① チェアは140度程度に設定します。
② 撮影者は7時の位置から撮影します。
③ 患者には正面よりやや右を向いてもらいます。

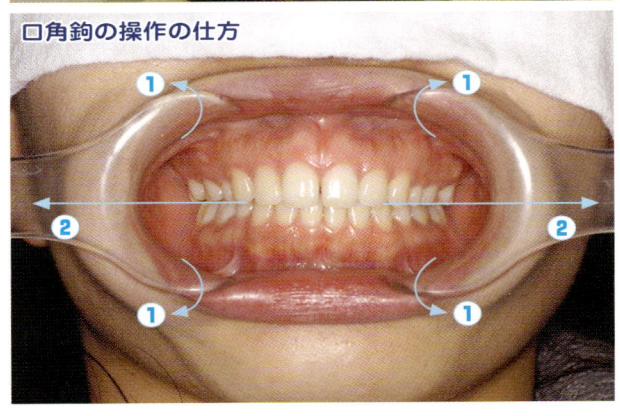
口角鈎の操作の仕方

① 上唇・下唇ともにやや膨らませて、歯肉が同じくらい見えるように引いてもらいます。
② 口角鈎を持つ手が、なるべく咬合面と平行になるようにします。

17

前歯部唇側拡大の口腔内写真　撮影のポイント

撮影時のポイント

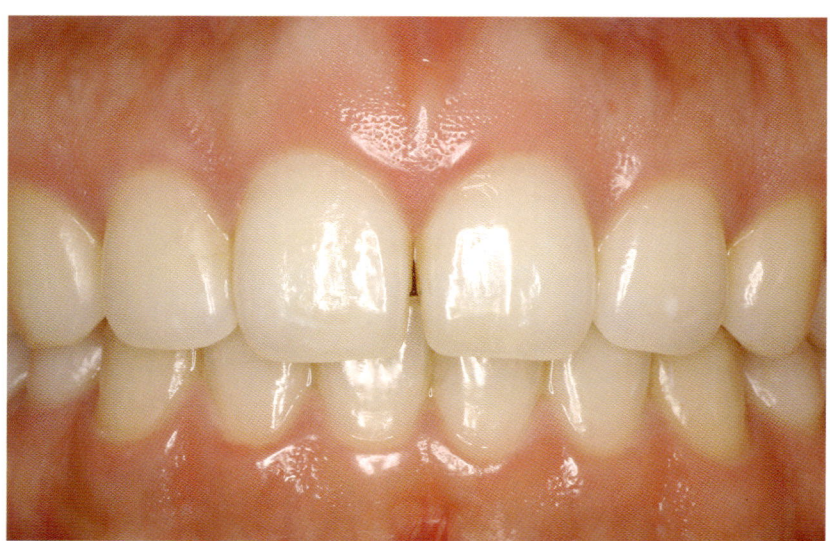

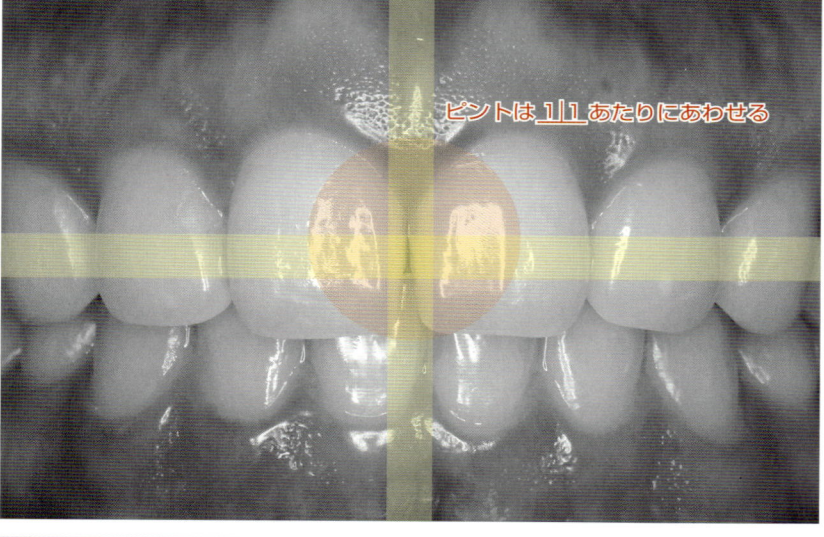

ピントは 1|1 あたりにあわせる

規格写真撮影のための基準
◇咬合平面を水平に配置します。
◇正中を写真のセンターに配置します。
◇ピントは 1|1 あたりにあわせます。

撮影時のポイント
◇正面観と連続して撮影します。
◇中心咬合位で噛んでもらいましょう。
◇舌は後方に下げてもらいます。
◇上下の歯肉量のバランスが同じくらいになるように注意します。
◇エアーで乾燥させます。

撮影時のカメラのセッティング

	方法① 撮影者が移動しながら撮影する方法	方法② 撮影者が移動しないで撮影する方法
撮影方法	直接撮影	直接撮影
撮影倍率	1：1.2（デジタルカメラ1：1.8）	1：1.2（デジタルカメラ1：1.8）
ポジション	7時の位置	7時の位置
チェアの設定	起こした状態	140度程度
患者の顔の向き	正面よりやや右向き	正面よりやや右向き
口角鉤の引き方	やや前方に膨らます	やや前方に膨らませながら真横に引いてもらう
咬合の状態	中心咬合位で噛んでもらう	中心咬合位で噛んでもらう

1．口腔内写真撮影の基本

撮影方法① 撮影者が移動しながら撮影する方法

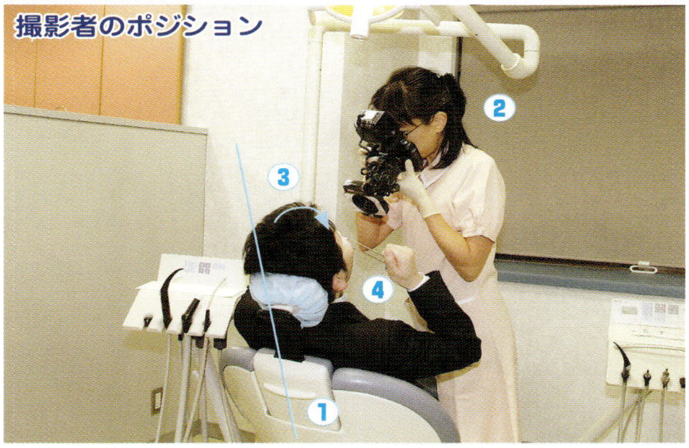

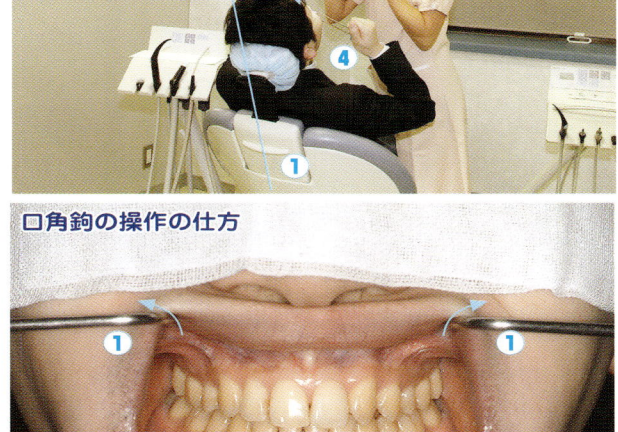
撮影者のポジション

① チェアは立てた状態に設定します。
② 撮影者は7時の位置から撮影します。
③ 患者には正面よりやや右を向いてもらいます。
④ 患者の背が高い場合は、ヘッドレストを調整し、顎を引いた状態にします。

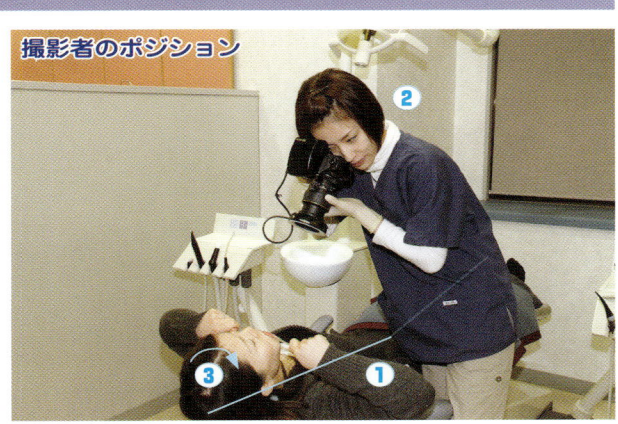
口角鉤の操作の仕方

① 上顎は、少し前方に口唇を膨らますように引いてもらいます。
② 下顎は、下顎の歯肉が見えすぎないように、やや上方に引いてもらいます。

撮影方法② 撮影者が移動しないで撮影する方法

撮影者のポジション

① チェアは140度程度に設定します。
② 撮影者は7時の位置から撮影します。
③ 患者には正面よりやや右を向いてもらいます。

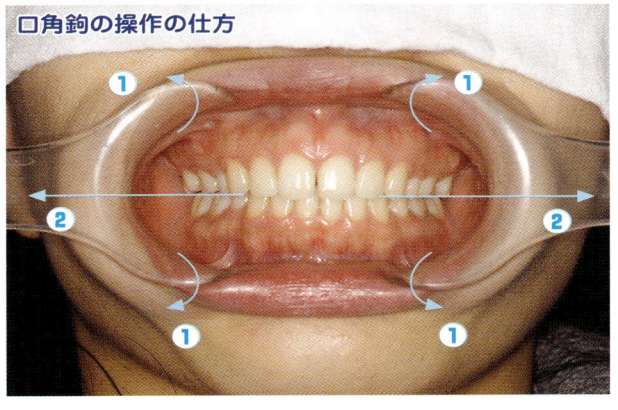
口角鉤の操作の仕方

① 上唇・下唇ともにやや膨らませて、歯肉が同じくらい見えるように引いてもらいます。
② 口角鉤を持つ手が、なるべく咬合面と平行になるようにします。

前歯部唇側拡大（上顎）の口腔内写真　撮影のポイント

撮影時のポイント

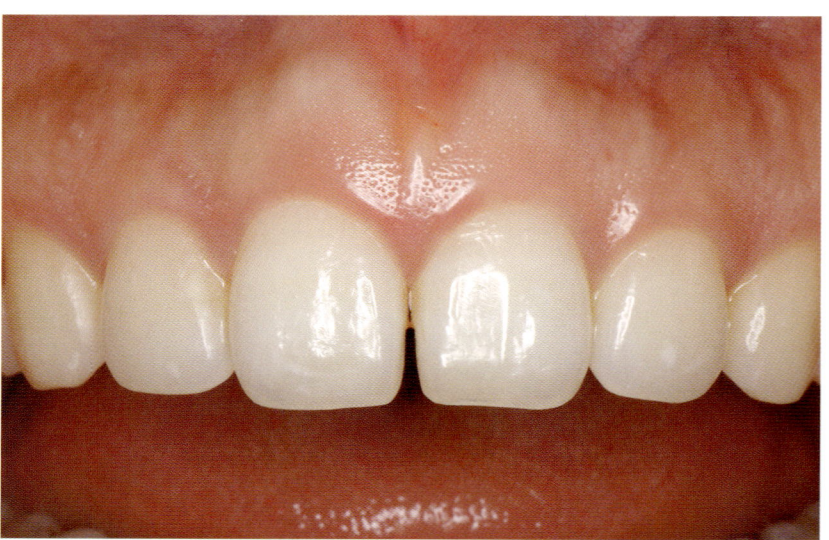

規格写真撮影のための基準
◇正中を写真のセンターに配置します。
◇ピントは 1|1 あたりにあわせます。

撮影時のポイント
◇正面観と連続して撮影します。
◇舌は後方に下げてもらいます。
◇上顎の歯肉ができるだけ写るように位置づけます。
◇エアーで乾燥させます。

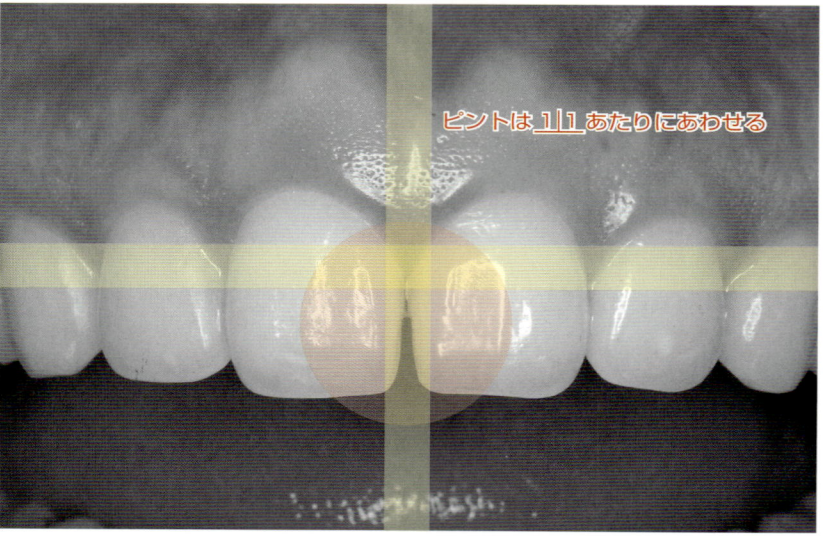

ピントは 1|1 あたりにあわせる

撮影時のカメラのセッティング

	方法① 撮影者が移動しながら撮影する方法	方法② 撮影者が移動しないで撮影する方法
撮影方法	直接撮影	直接撮影
撮影倍率	1：1.2（デジタルカメラ 1：1.8）	1：1.2（デジタルカメラ 1：1.8）
ポジション	7 時の位置	7 時の位置
チェアの設定	起こした状態	140 度程度
患者の顔の向き	正面よりやや右向き	正面よりやや右向き
口角鉤の引き方	正面観の位置からやや上方に持ち上げる	正面観の位置からやや上方に持ち上げる
咬合の状態	下顎の切端が写らない程度に開いてもらう	下顎の切端が写らない程度に開いてもらう

1．口腔内写真撮影の基本

撮影方法①　撮影者が移動しながら撮影する方法

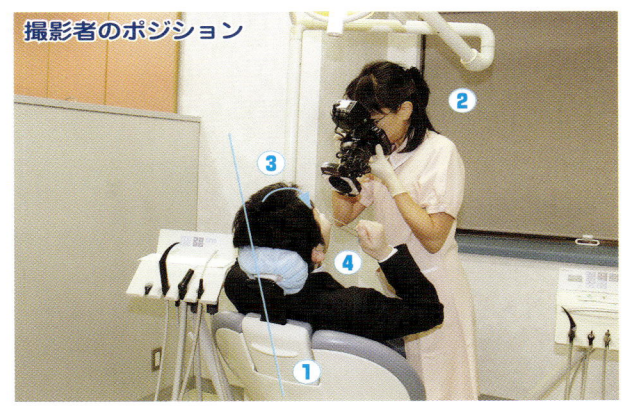

撮影者のポジション

① チェアは立てた状態に設定します。
② 撮影者は7時の位置から撮影します。
③ 患者には正面よりやや右を向いてもらいます。
④ 患者の背が高い場合は、ヘッドレストを調整し、顎を引いた状態にします。

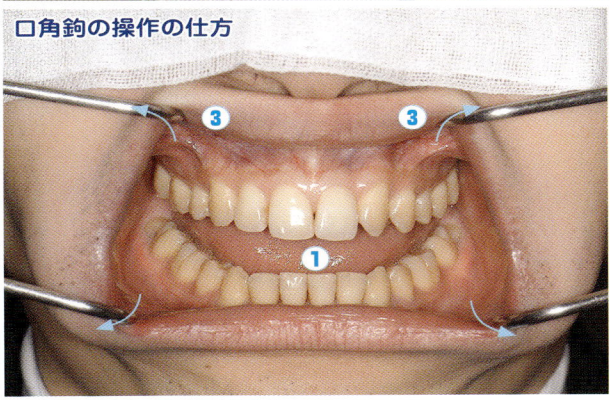

口角鉤の操作の仕方

① 口は下顎の切端が写らない程度に、軽く開いてもらいます。
② 口角鉤は、左右に引く力をゆるめます。
③ 少し前方に口唇を膨らますように、かつ歯肉が見えるように持ち上げます。
④ 左右均等になるように引いてもらいます。

撮影方法②　撮影者が移動しないで撮影する方法

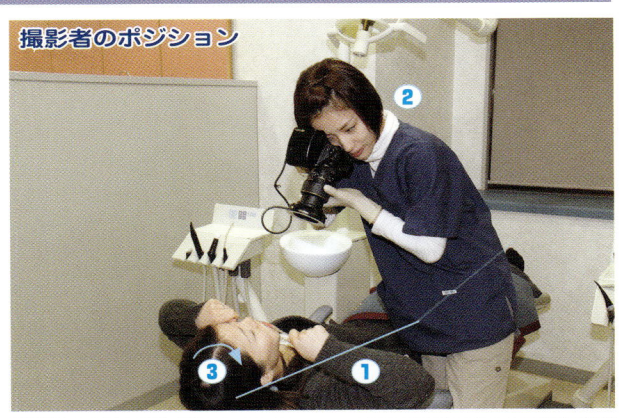

撮影者のポジション

① チェアは140度程度に設定します。
② 撮影者は7時の位置から撮影します。
③ 患者には正面よりやや右を向いてもらいます。

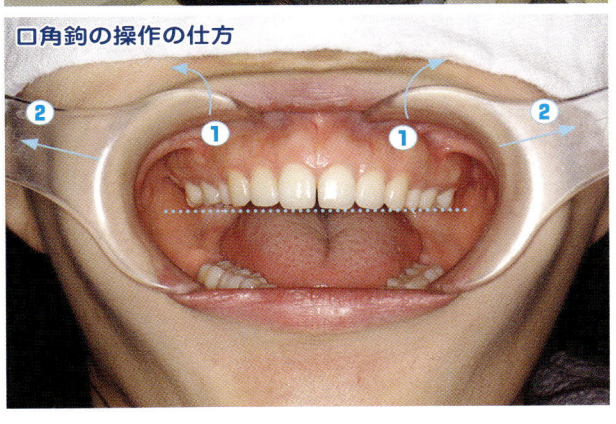

口角鉤の操作の仕方

① 上唇をやや上方に持ち上げます。
② 上顎の咬合平面より、口角鉤を持つ手がやや上にくるようにします。

21

前歯部唇側拡大（下顎）の口腔内写真　撮影のポイント

撮影時のポイント

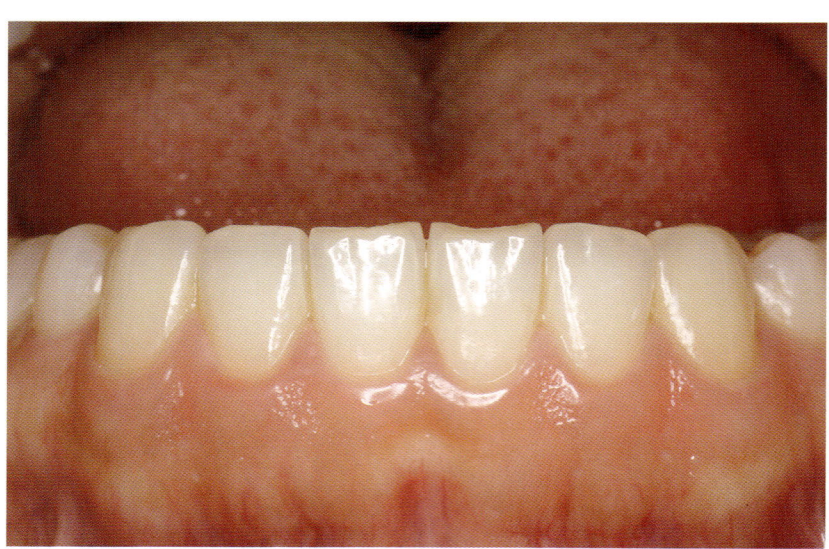

規格写真撮影のための基準
◇正中を写真のセンターに配置します。
◇ピントは 1|1 あたりにあわせます。

撮影時のポイント
◇正面観と連続して撮影します。
◇舌は後方に下げてもらいます。
◇下顎の歯肉ができるだけ写るように位置づけます。
◇エアーで乾燥させます。

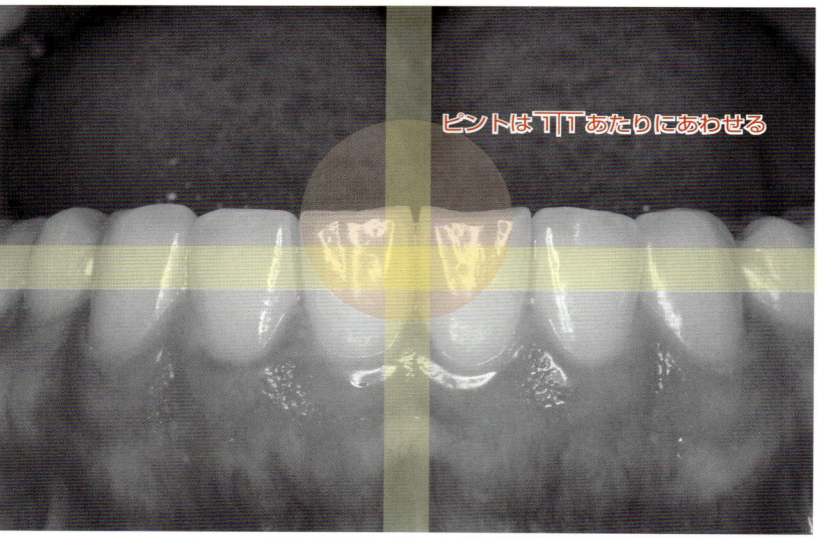

ピントは 1|1 あたりにあわせる

撮影時のカメラのセッティング

	方法① 撮影者が移動しながら撮影する方法	方法② 撮影者が移動しないで撮影する方法
撮影方法	直接撮影	直接撮影
撮影倍率	1：1.2（デジタルカメラ 1：1.8）	1：1.2（デジタルカメラ 1：1.8）
ポジション	7 時の位置	7 時の位置
チェアの設定	起こした状態	140 度程度
患者の顔の向き	正面よりやや右向き	正面よりやや右向き
口角鉤の引き方	正面観の位置からやや下方に引き下げる	正面観の位置からやや下方に引き下げる
咬合の状態	上顎の切端が写らない程度に開いてもらう	上顎の切端が写らない程度に開いてもらう

1. 口腔内写真撮影の基本

撮影方法①　撮影者が移動しながら撮影する方法

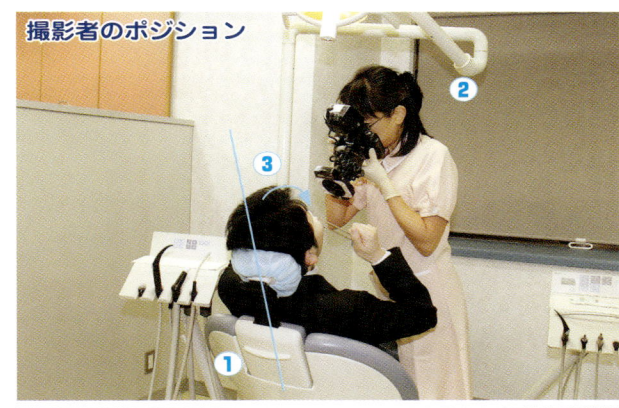
撮影者のポジション

① チェアは立てた状態に設定します。
② 撮影者は7時の位置から撮影します。
③ 患者には正面よりやや右を向いてもらいます。

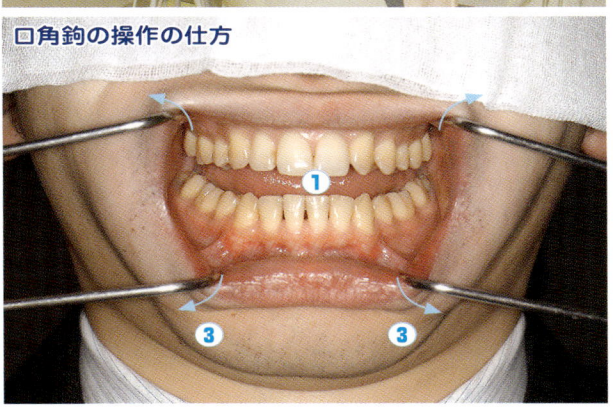
口角鉤の操作の仕方

① 口は上顎の切端が写らない程度に、軽く開いてもらいます。
② 口角鉤は左右に引く力をゆるめます。
③ 少し前方に口唇を膨らますように、かつ歯肉が見えるように引き下げます。
④ 左右均等になるように引いてもらいます。

撮影方法②　撮影者が移動しないで撮影する方法

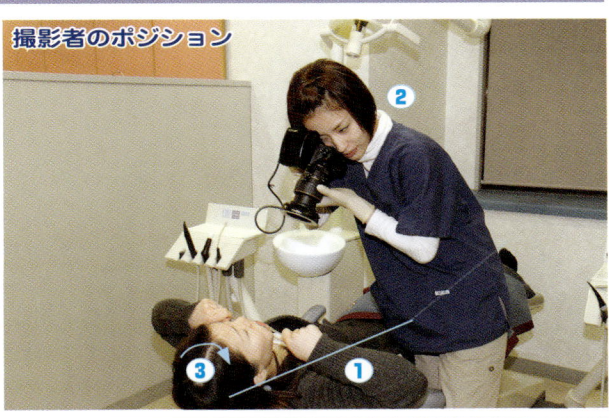
撮影者のポジション

① チェアは140度程度に設定します。
② 撮影者は7時の位置から撮影します。
③ 患者には正面よりやや右を向いてもらいます。

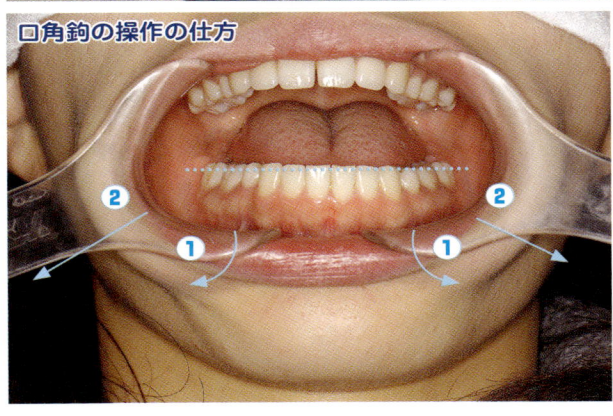
口角鉤の操作の仕方

① 下唇を下方向に引き下げます。
② 下顎の咬合平面よりも口角鉤を持つ手が下にくるようにします。

23

上顎咬合面の口腔内写真 撮影のポイント

撮影時のポイント

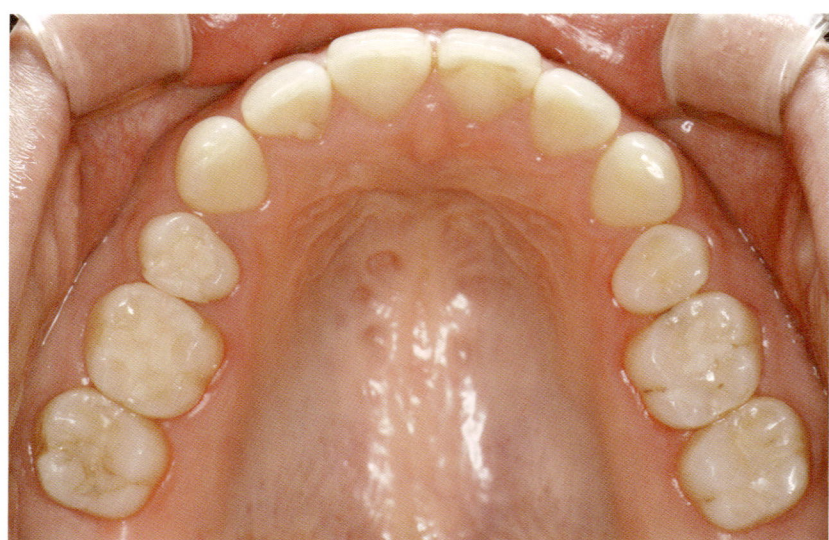

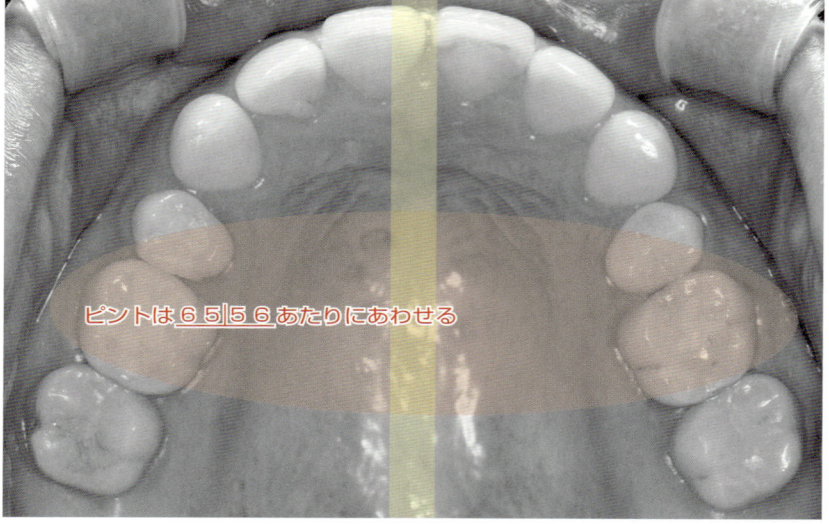

ピントは 6 5|5 6 あたりにあわせる

規格写真撮影のための基準
◇前歯から最後臼歯まですべて入る大きさに調整します。
◇正中を写真のセンターに配置します。
◇ピントは 6 5|5 6 あたりにあわせます。

撮影時のポイント
◇咬合面ができるだけ真上から撮影できるようにミラーの角度を調節します。
◇シャッターを押す直前にできるだけ口を大きく開いてもらいます。
◇エアーで乾燥させます。

撮影時のカメラのセッティング

	方法① 撮影者が移動しながら撮影する方法	方法② 撮影者が移動しないで撮影する方法
撮影方法	ミラー撮影	ミラー撮影
撮影倍率	1：2（デジタルカメラ1：2.8）	1：2（デジタルカメラ1：2.8）
ポジション	12時の位置	7時の位置
チェアの設定	水平に倒した状態	140度程度
患者の顔の向き	正面	正面よりやや右向き
口角鉤の引き方	上唇を軽く斜め上に引き上げる	上唇を引き上げる
咬合の状態	大きく開口してもらう	大きく開口してもらう

1．口腔内写真撮影の基本

撮影方法① 撮影者が移動しながら撮影する方法

撮影者のポジション

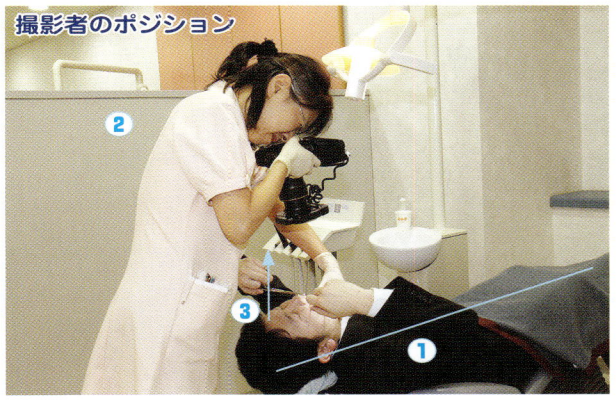

① チェアは水平に設定します。
② 撮影者は12時の位置から、咬合面を真上から見下ろすように撮影します。
③ 患者には正面を向いてもらいます。

ミラー操作の仕方（撮影者の視点から）

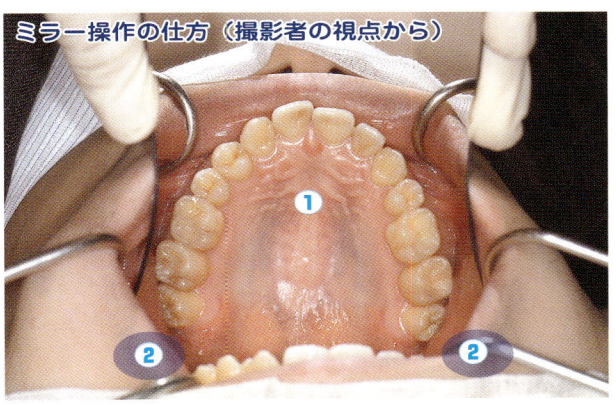

① 咬合面用ミラーを使用します。
② 7|7遠心にミラーの下端がくるように挿入します。

口角鉤およびミラー操作の仕方

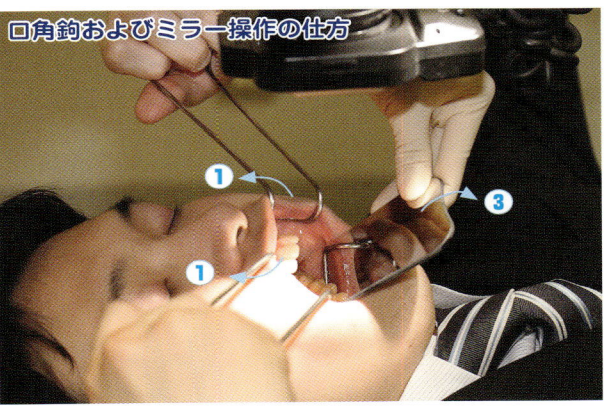

① 斜め上方に軽く引き上げてもらいます。口唇が切端に被らないように注意します。
② 強く引くと口が開きにくくなるので注意します。
③ ミラーは上端を下顎のほうへ起こしていきます。

撮影方法② 撮影者が移動しないで撮影する方法

撮影者のポジション

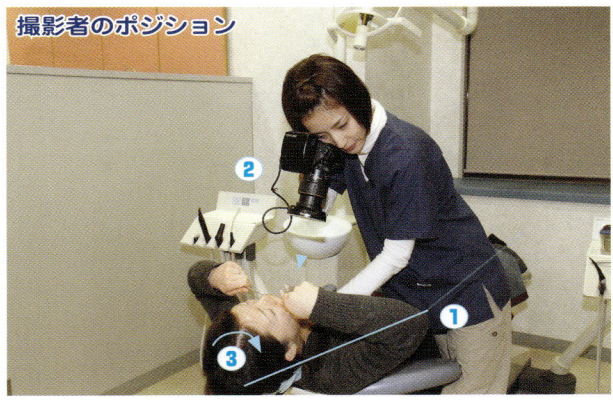

① チェアは140度程度に設定します。
② 撮影者は7時の位置から、咬合面を見下ろすように撮影します。
③ 患者には正面よりやや右を向いてもらいます。

口角鉤およびミラー操作の仕方（撮影者の視点から）

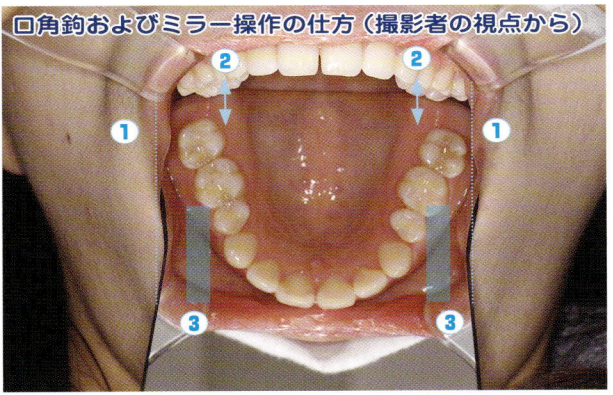

① 歯列弓よりも若干大きめの咬合面用ミラーを使用します。
② ミラーは最後臼歯よりも少し余裕をもたせた位置に下端がくるように位置づけます。
③ 5 4|4 5付近に小さな口角鉤を位置づけます。

口角鉤およびミラー操作の仕方

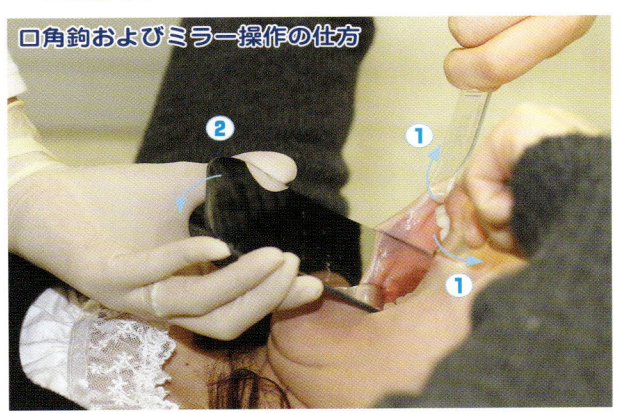

① 上唇を膨らませるように口角鉤を引き上げます。
② ミラーは上端を下顎のほうへ起こします。そのとき、ミラーの背面で下唇を巻き込まないように注意しましょう。

25

前歯部口蓋側の口腔内写真　撮影のポイント

撮影時のポイント

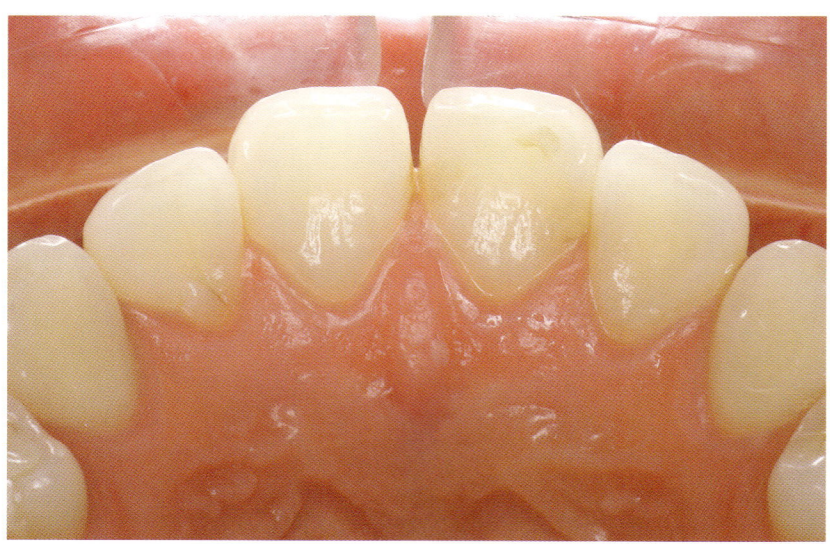

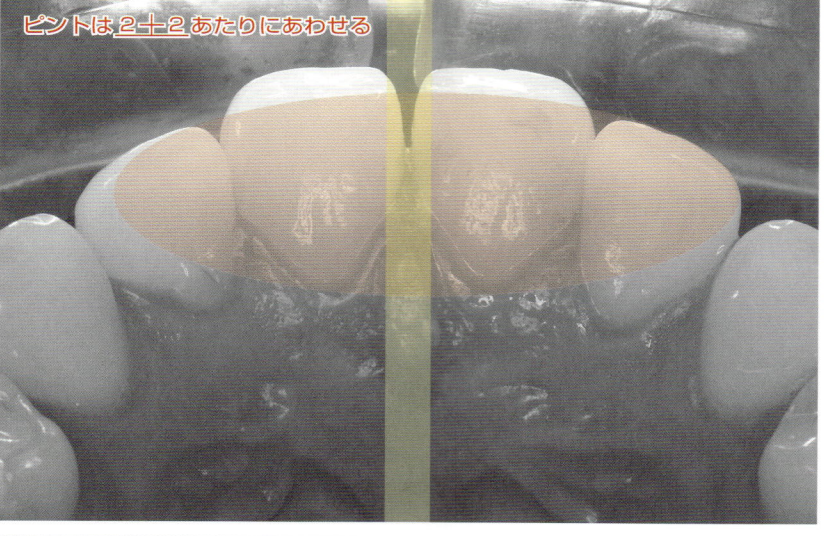

ピントは2+2あたりにあわせる

規格写真撮影のための基準
◇口蓋側の歯肉ができるだけ撮影できるようにミラーの角度を調整します。
◇正中を写真のセンターに配置します。
◇ピントは2+2あたりに合わせます。

撮影時のポイント
◇口をできるだけ大きく開いてもらいます。
◇口蓋側の歯肉がなるべく写るように位置づけます。
◇エアーで乾燥させます。

撮影時のカメラのセッティング

	方法① 撮影者が移動しながら撮影する方法	方法② 撮影者が移動しないで撮影する方法
撮影方法	ミラー撮影	ミラー撮影
撮影倍率	1：1.2（デジタルカメラ1：1.8）	1：1.2（デジタルカメラ1：1.8）
ポジション	12時の位置	7時の位置
チェアの設定	水平に倒した状態	140度程度
患者の顔の向き	正面	正面よりやや右向き
口角鉤の引き方	上唇を軽く斜め上に引き上げる	やや上に持ち上げて、ゆるく横に引いてもらう
咬合の状態	大きく開口してもらう	大きく開口してもらう

1. 口腔内写真撮影の基本

撮影方法① 撮影者が移動しながら撮影する方法

撮影者のポジション

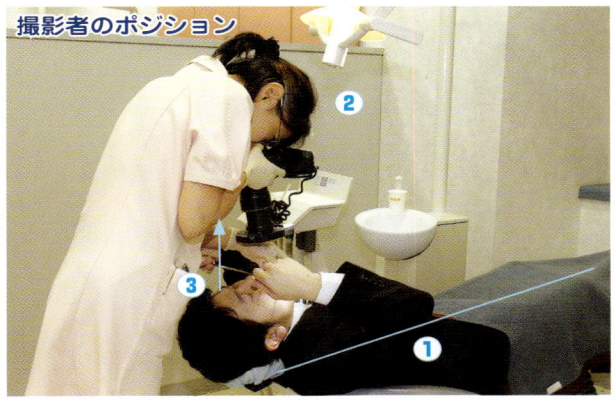

① チェアは水平に設定します。
② 撮影者は 12 時の位置から、口蓋側面を真上から見下ろすように撮影します。
③ 患者には正面を向いてもらいます。

ミラー操作の仕方（撮影者の視点から）

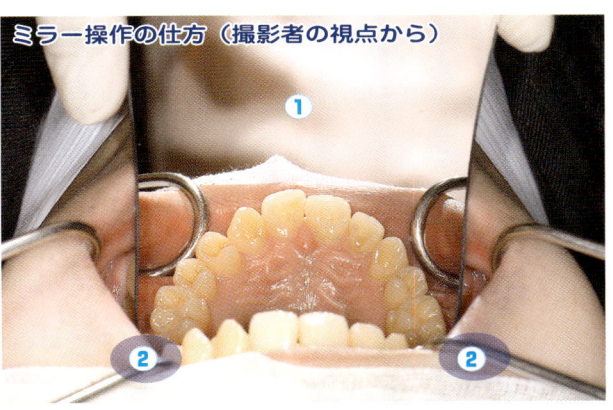

① 咬合面用ミラーの小さい側を使用します。
② ６５|５６辺りにミラーの下端がくるように挿入します。

口角鈎およびミラー操作の仕方

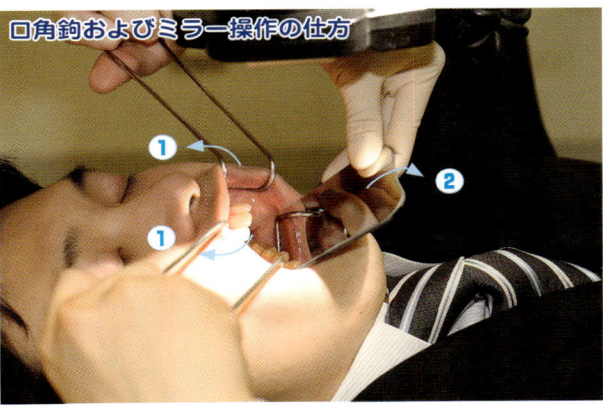

① 口角鈎は斜め上方に軽く引き上げてもらいます。口唇が切端に被らないように注意します。
② ミラーは上端を下顎のほうへ起こしていきます。

撮影方法② 撮影者が移動しないで撮影する方法

撮影者のポジション

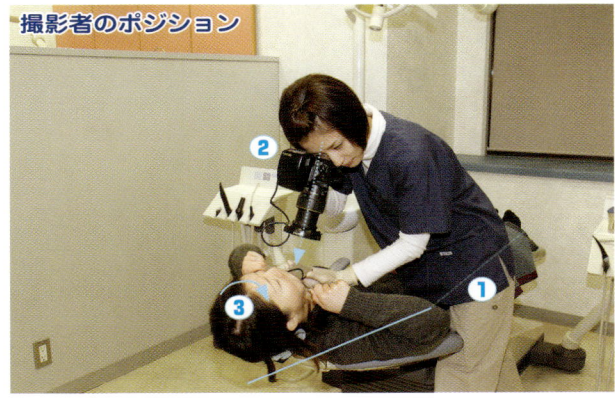

① チェアは 140 度程度に設定します。
② 撮影者は７時の位置から上顎前歯口蓋側を見下ろすように撮影します。
③ 患者には正面よりやや右を向いてもらいます。

ミラーおよび口角鈎操作の仕方（撮影者の視点から）

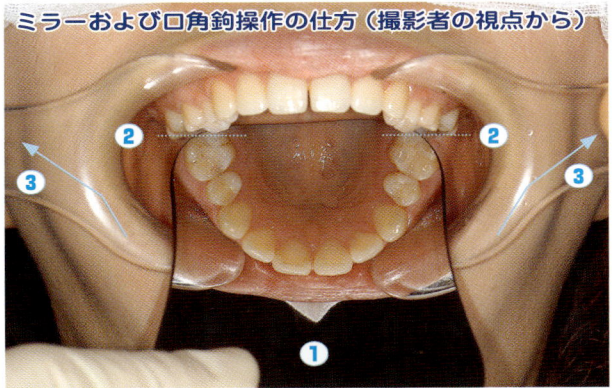

① 小さな咬合面用ミラーを使用します。
② ６５|５６付近にミラーの下端がくるようにミラーを挿入します。
③ 口角鈎は上唇を引き上げるようにします。

口角鈎およびミラー操作の仕方

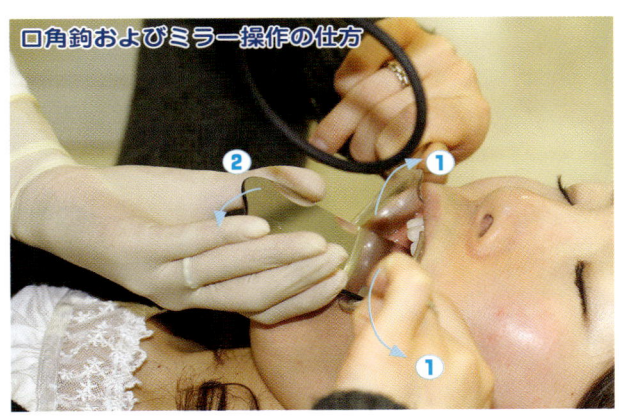

① 口角鈎は横に広げる力を弱めてもらい、上唇を広げながらやや上方向に引き上げます。
② ミラーは上端を下顎のほうへ起こしていきます。

下顎咬合面の口腔内写真　撮影のポイント

撮影時のポイント

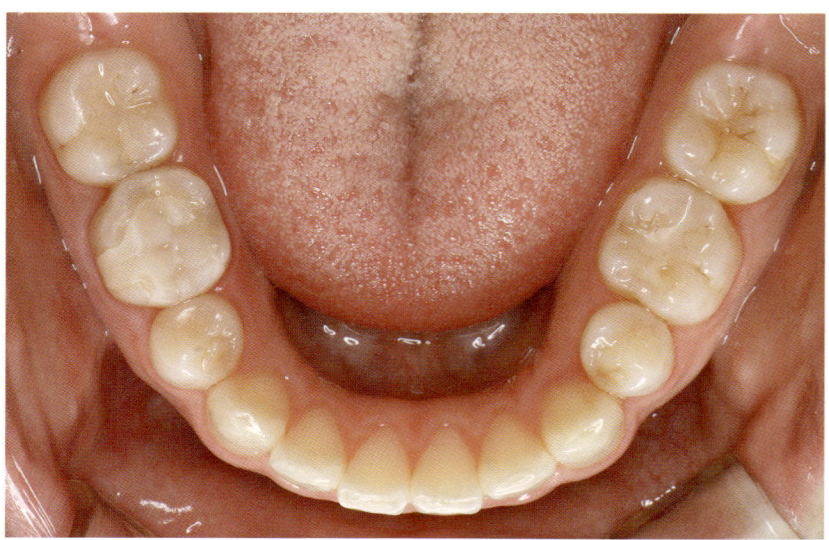

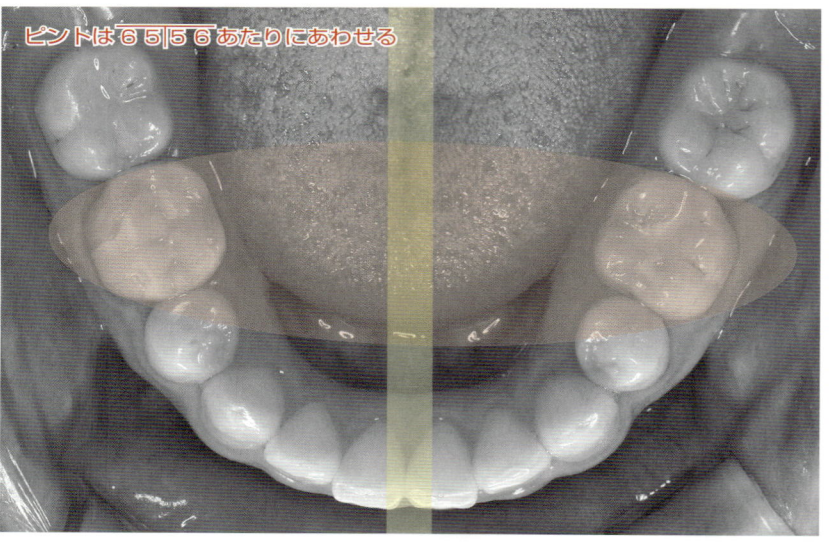

ピントは６５|５６あたりにあわせる

規格写真撮影のための基準

◇前歯から最後臼歯まですべて入る大きさに調整します。

◇咬合面ができるだけ真上から撮影できるようにミラーの角度を調節します。

◇正中を写真のセンターに配置します。

◇ピントは６５|５６あたりにあわせます。

撮影時のポイント

◇シャッターを押す直前にできるだけ口を大きく開いてもらいます。

◇舌はリラックスした位置に保ってもらいます（舌のポジションを指示すると、舌をどうしたらよいか混乱する患者さんが多く、リラックスした位置に保っていただくことが一番撮りやすいようです）。

◇唾液を吸引し、エアーで乾燥させます。

撮影時のカメラのセッティング

	方法① 撮影者が移動しながら撮影する方法	方法② 撮影者が移動しないで撮影する方法
撮影方法	ミラー撮影	ミラー撮影
撮影倍率	１：２（デジタルカメラ１：2.8）	１：２（デジタルカメラ１：2.8）
ポジション	７時の位置	７時の位置
チェアの設定	30～45度程度に倒す	140度程度
患者の顔の向き	正面	やや右向きで下顎を少し上に上げてもらう
口角鈎の引き方	下唇を軽く斜めに引き下げる	下唇を引き下げる
咬合の状態	大きく開口してもらう	大きく開口してもらう

1. 口腔内写真撮影の基本

撮影方法① 撮影者が移動しながら撮影する方法

撮影者のポジション

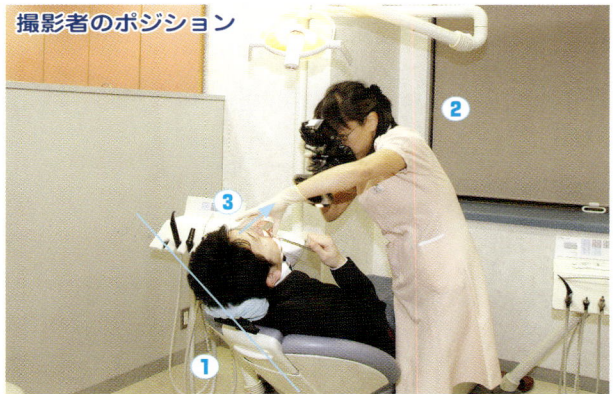

① チェアは斜め（30～45度）に設定します。
② 撮影者は7時の位置から撮影します。
③ 患者には正面を向いてもらいます。

ミラー操作の仕方（撮影者の視点から）

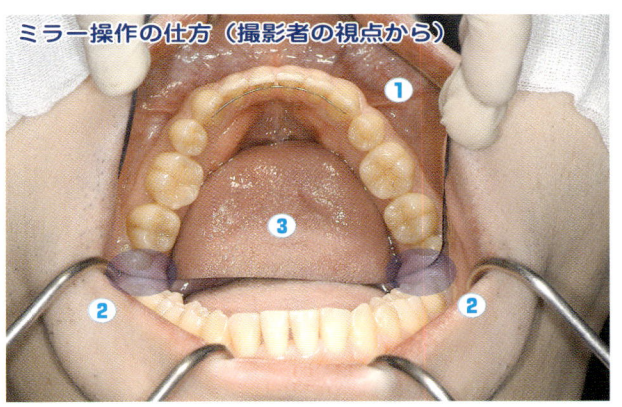

① 咬合面用ミラーを使用します。
② 最後臼歯遠心にミラー下端がくるように挿入します。
③ 舌はリラックスした位置に保ってもらいます。

口角鉤およびミラー操作の仕方

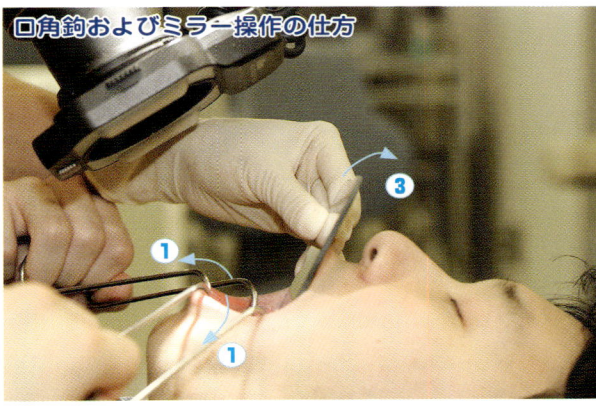

① 口角鉤は斜め下方に軽く引き下げてもらいます。口唇が切端に被らないように注意します。
② 強く引くと口が開きにくくなるので注意します。
③ ミラーは上端を上顎のほうへ起こしていきます。

撮影方法② 撮影者が移動しないで撮影する方法

撮影者のポジション

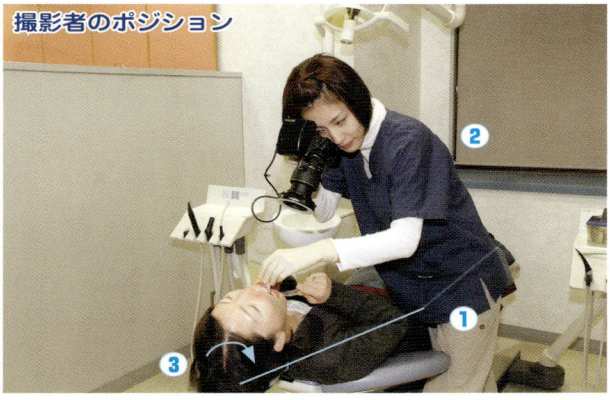

① チェアは140度程度に設定します。
② 撮影者は7時の位置から撮影します。
③ 患者には正面よりやや右を向いてもらい、下顎を少し上に上げてもらいます。

ミラーおよび口角鉤操作の仕方（撮影者の視点から）

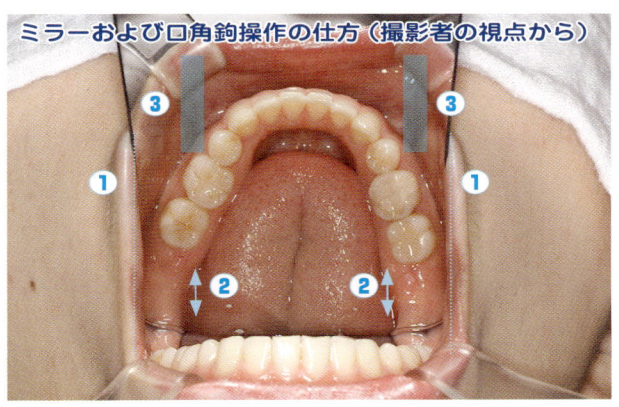

① 歯列弓よりも若干大きめの咬合面用ミラーを使用します。
② ミラーは最後臼歯よりも少し余裕をもたせた位置に下端がくるように位置づけます。
③ 5 4|4 5付近に小さな口角鉤を位置づけます。

口角鉤およびミラー操作の仕方

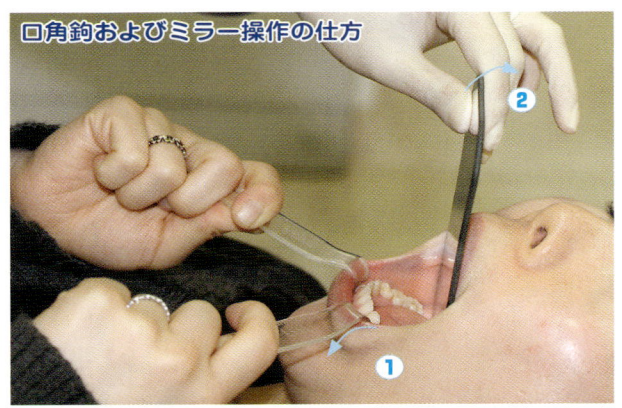

① 口角鉤は、下唇を歯から離すように広げながら下方向に引き下げます。
② ミラーは上端を上顎のほうへ起こしていきます。ミラー背面で上唇を巻き込まないように注意しましょう。

前歯部舌側の口腔内写真　撮影のポイント

撮影時のポイント

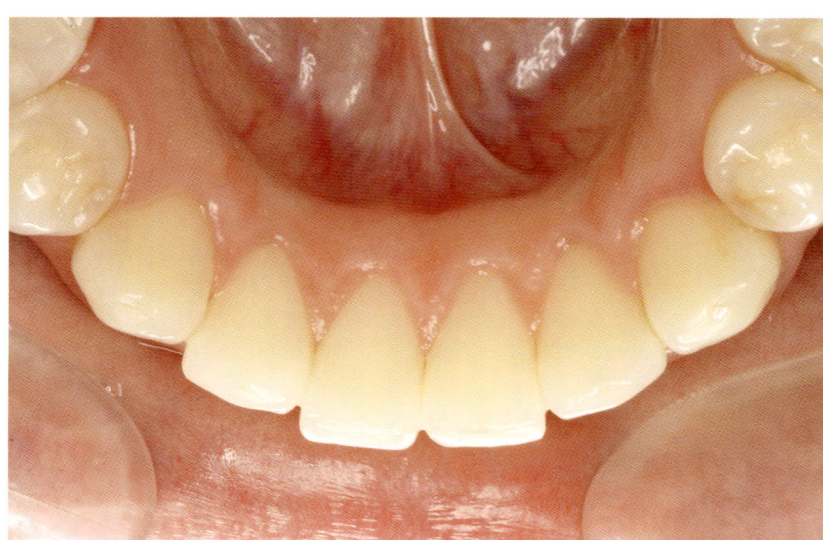

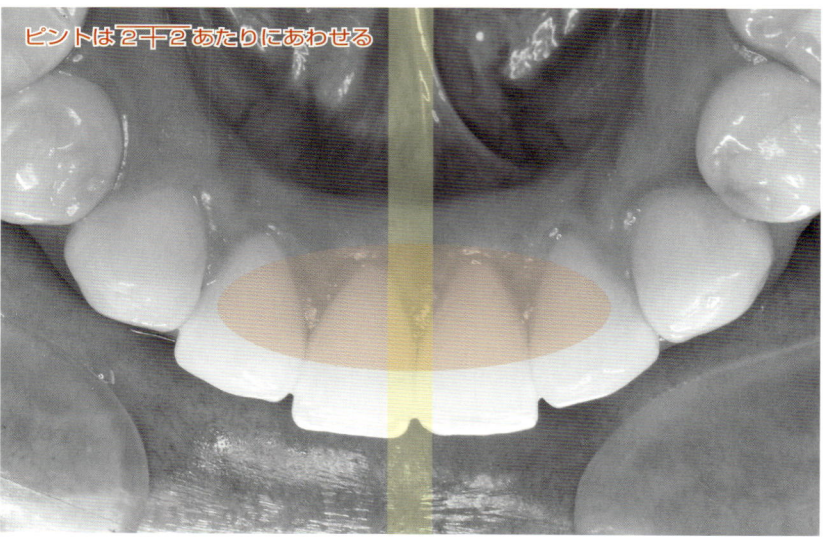

ピントは $\overline{2\,\mathrm{l}\,2}$ あたりにあわせる

規格写真撮影のための基準
◇舌側の歯肉ができるだけ撮影できるようにミラーの角度を調整します。
◇唾液を吸引し正中を写真のセンターに配置します。
◇ピントは $\overline{2\,\mathrm{l}\,2}$ あたりにあわせます。

撮影時のポイント
◇口を大きくあいてもらいます。
◇舌側の歯肉がなるべく写るように位置づけます。
◇エアーで乾燥させます。

撮影時のカメラのセッティング

	方法① 撮影者が移動しながら撮影する方法	方法② 撮影者が移動しないで撮影する方法
撮影方法	ミラー撮影	ミラー撮影
撮影倍率	1：1.2（デジタルカメラ1：1.8）	1：1.2（デジタルカメラ1：1.8）
ポジション	7時の位置	7時の位置
チェアの設定	30〜45度程度に倒す	140度程度
患者の顔の向き	正面	正面よりやや右向きで下顎を少し上に上げてもらう
口角鉤の引き方	下唇を軽く斜めに引き下げる	やや下唇を引き下げてゆるく横に引く
咬合の状態	大きく開口してもらう	大きく開口してもらう

1. 口腔内写真撮影の基本

撮影方法① 撮影者が移動しながら撮影する方法

撮影者のポジション

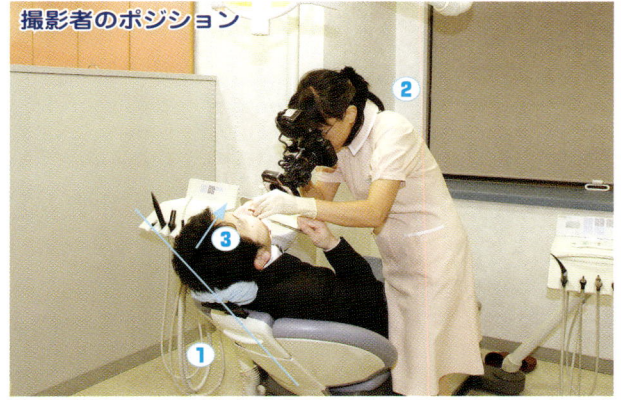

① チェアは斜め（30〜45度）に設定します。
② 撮影者は7時の位置から撮影します。
③ 患者には正面を向いてもらいます。

ミラー操作の仕方（撮影者の視点から）

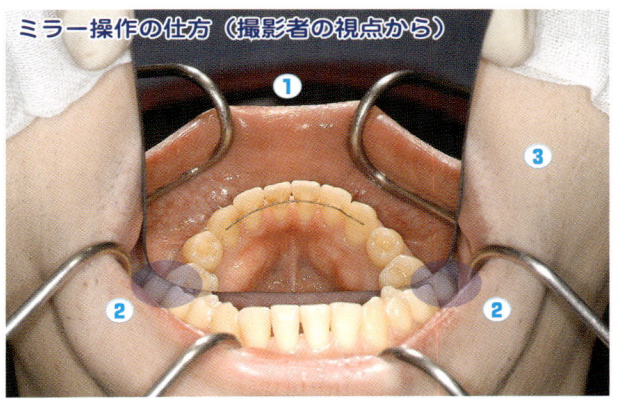

① 咬合面用ミラーの小さい側を使用します。
② $\overline{6\,5|5\,6}$ の辺りにミラー下端がくるように挿入します。

口角鈎およびミラー操作の仕方

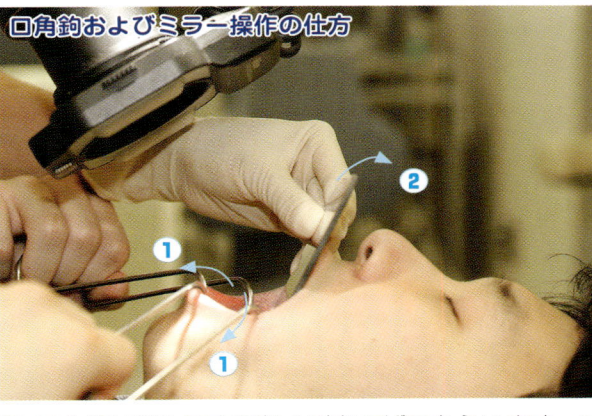

① 口角鈎は斜め下方に軽く引き下げてもらいます。口唇が切端に被らないように注意します。
② ミラーは上端を上顎のほうへ起こしていきます。

撮影方法② 撮影者が移動しないで撮影する方法

撮影者のポジション

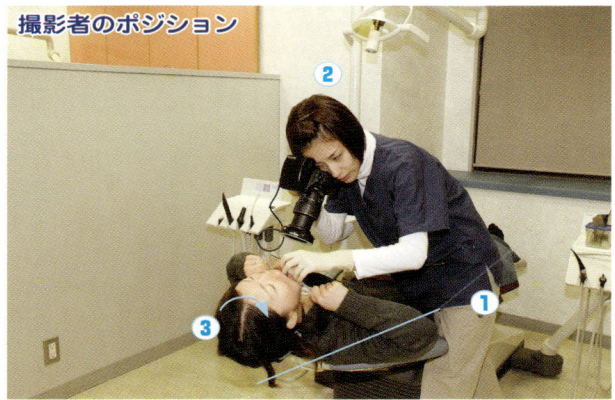

① チェアは140度程度に設定します。
② 撮影者は7時の位置から撮影します。
③ 患者には正面よりやや右を向いてもらい、下顎を少し上に上げてもらいます。

ミラーおよび口角鈎操作の仕方（撮影者の視点から）

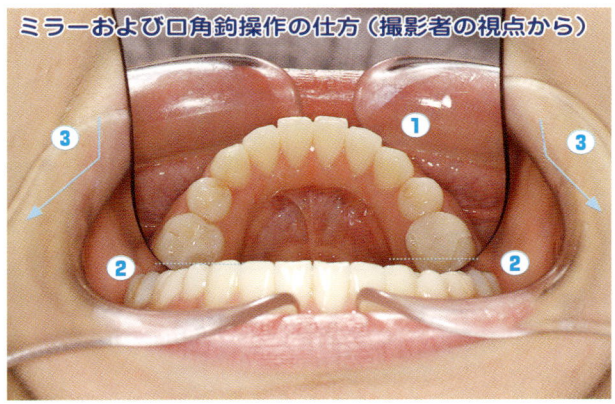

① 小さな咬合面用ミラーを使用します。
② $\overline{6\,5|5\,6}$ 付近にミラーの下端がくるようにミラーを挿入します。
③ 口角鈎は下唇を下げるようにします。

口角鈎およびミラー操作の仕方

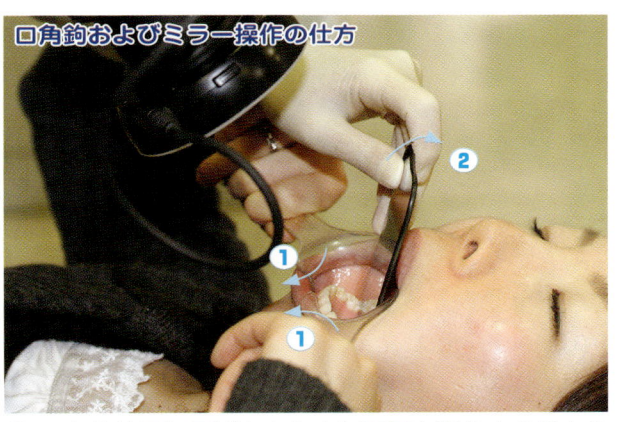

① 口角鈎は下に下げたあと少し下唇を膨らませるように持ちます。
② ミラーは上端を上顎のほうへ起こしていきます。

31

右側頬側面観の口腔内写真（直接撮影）撮影のポイント

撮影時のポイント

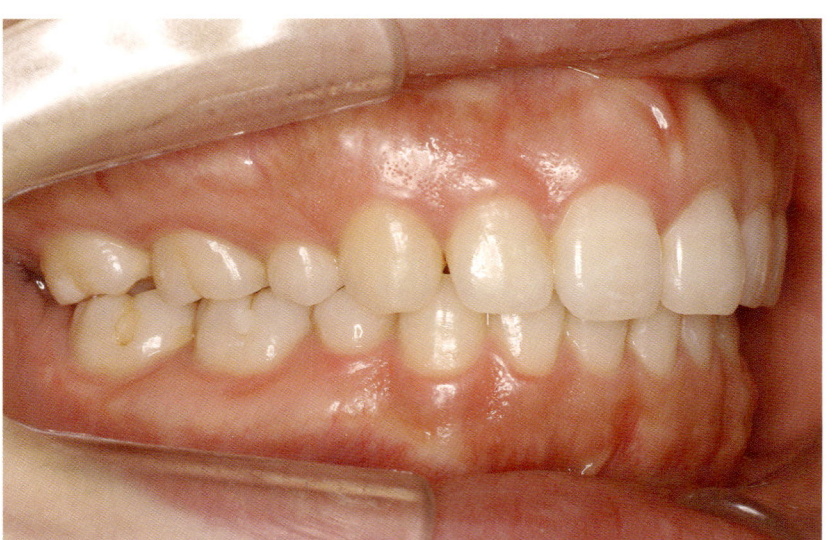

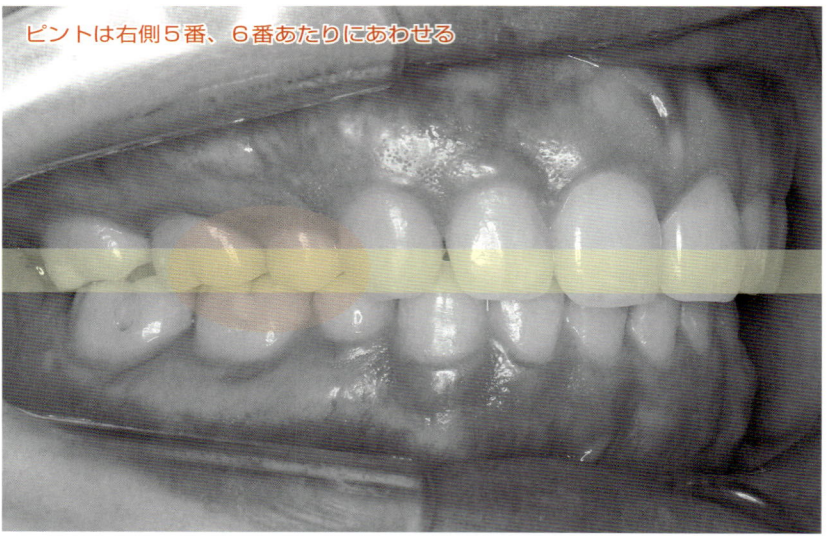

ピントは右側5番、6番あたりにあわせる

規格写真撮影のための基準
◇写真のセンターに咬合平面がくるように位置づけます。
◇ピントは右側5番、6番あたりにあわせます。

撮影時のポイント
◇中心咬合位で噛んでもらいます。
◇エアーで乾燥させます。

撮影時のカメラのセッティング

	方法① 撮影者が移動しながら撮影する方法	方法② 撮影者が移動しないで撮影する方法
撮影方法	直接撮影	直接撮影
撮影倍率	1：2（デジタルカメラ1：2.8）	1：2（デジタルカメラ1：2.8）
ポジション	7時の位置	7時の位置
チェアの設定	30～45度程度に倒す	140度程度
患者の顔の向き	正面よりやや左向き	正面よりやや左向き
口角鈎の引き方	後方（遠心側）に強く引く	遠心側に寝かせながら強く引く
咬合の状態	中心咬合位で噛んでもらう	中心咬合位で噛んでもらう

1．口腔内写真撮影の基本

撮影方法① 撮影者が移動しながら撮影する方法

撮影者のポジション

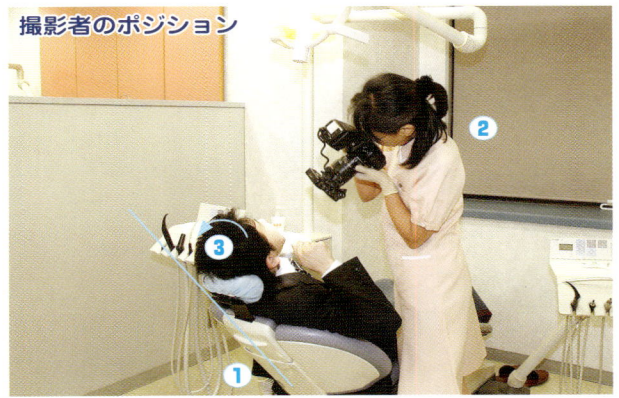

① チェアは斜め（30〜45度）に設定します。
② 撮影者は7時の位置から撮影します。
③ 患者には正面よりやや左を向いてもらいます。

口角鉤操作の仕方（撮影者の視点から）

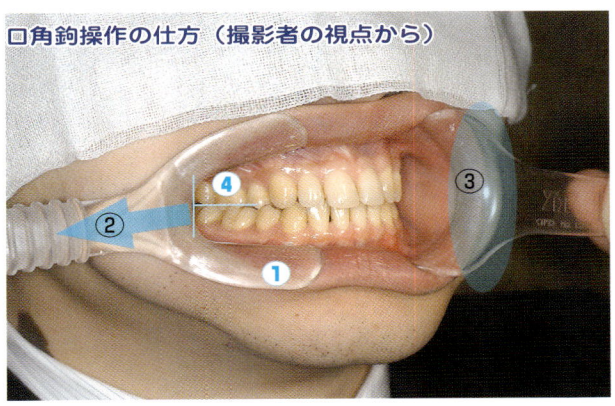

① V字型の口角鉤を使用します。
② 後方（遠心側）に強く引いてもらいます。
③ 左側の口角鉤は、添えるだけにします。
④ 噛みあわせがずれていないか注意します。

口角鉤操作の仕方

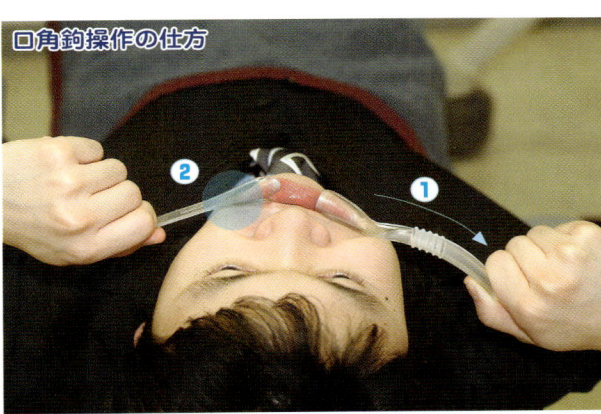

① 後方（遠心側）に強く引いてもらいます。
② 左側の口角鉤は、添えるだけにします。

撮影方法② 撮影者が移動しないで撮影する方法

撮影者のポジション

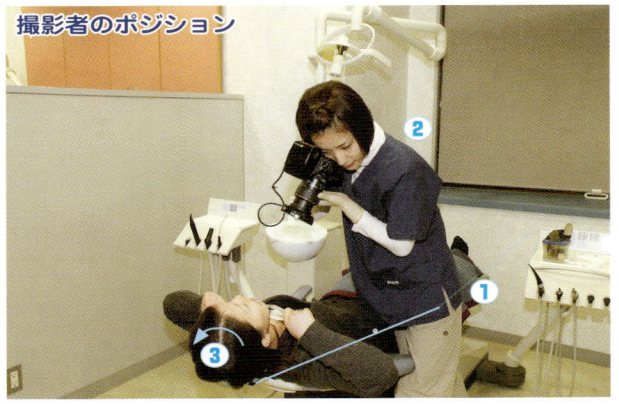

① チェアは140度程度に設定します。
② 撮影者は7時の位置から撮影します。
③ 患者には正面よりやや左を向いてもらいます。

口角鉤操作の仕方（撮影者の視点から）

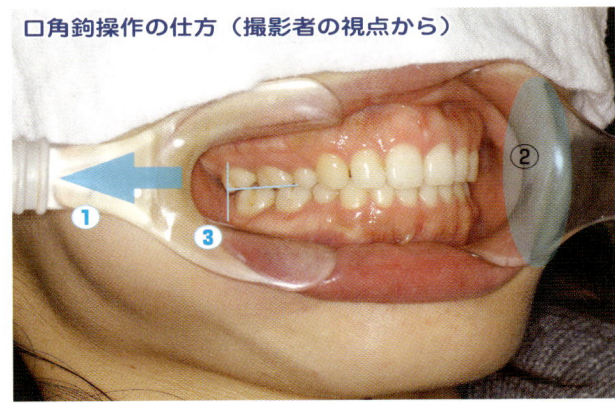

① 撮影側（右）のみV字型の口角鉤を使用し、後方に強く引いてもらいます。
② 左側の口角鉤は添えるだけにします。
③ 噛みあわせがずれていないか注意します。

口角鉤操作の仕方（拡大）

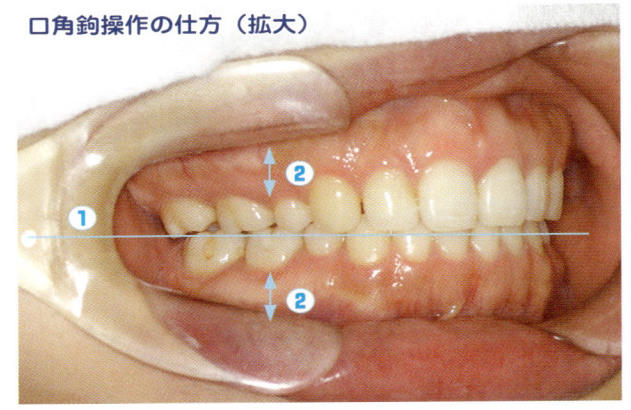

① 咬合平面とV字口角鉤の持つ部分が平行になるようにします。
② 上下の歯肉幅が均等になるように口角鉤の微調整をします。

左側頬側面観の口腔内写真（直接撮影）撮影のポイント

撮影時のポイント

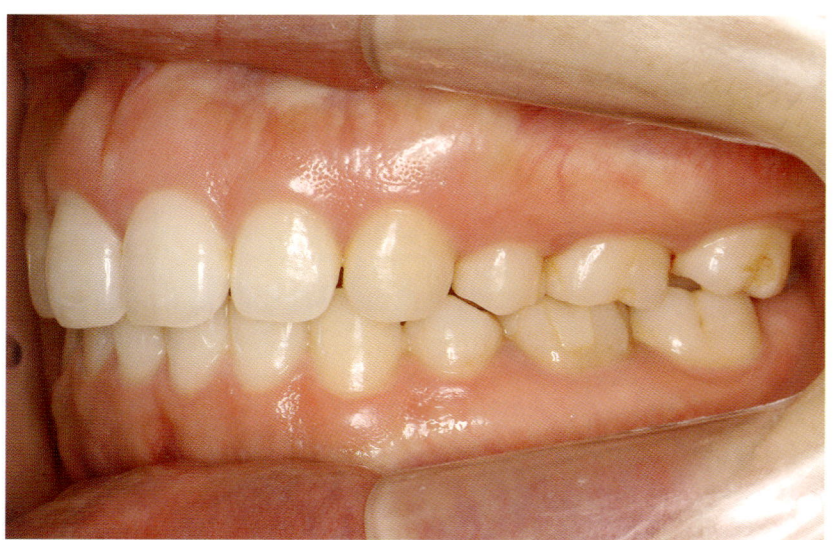

規格写真撮影のための基準
◇写真のセンターに咬合平面がくるように位置づけます。
◇ピントは左側5番、6番あたりにあわせます。

撮影時のポイント
◇中心咬合位で噛んでもらいます。
◇エアーで乾燥させます。

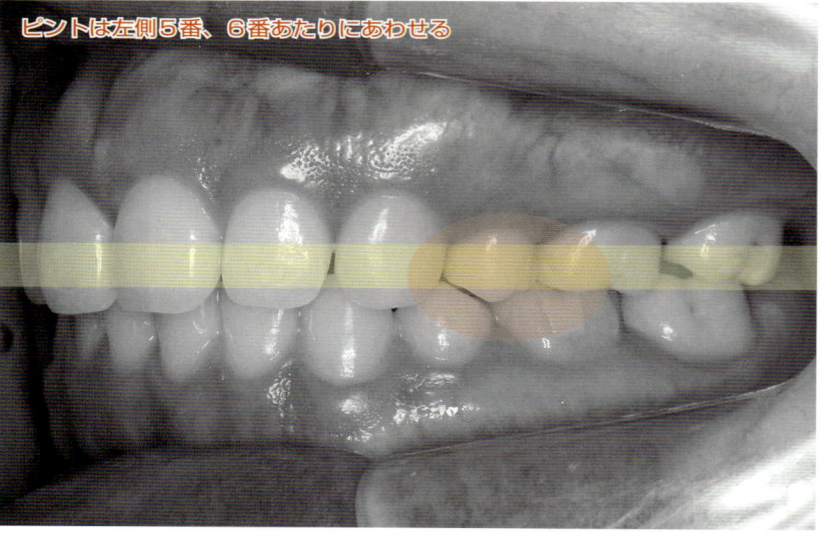

ピントは左側5番、6番あたりにあわせる

撮影時のカメラのセッティング

	方法① 撮影者が移動しながら撮影する方法	方法② 撮影者が移動しないで撮影する方法
撮影方法	直接撮影	直接撮影
撮影倍率	1：2（デジタルカメラ1：2.8）	1：2（デジタルカメラ1：2.8）
ポジション	4時の位置	7時の位置
チェアの設定	30～45度程度に倒す	寝かせた状態
患者の顔の向き	正面よりやや右向き	大きく右向き
口角鈎の引き方	後方（遠心側）に強く引く	後方（遠心側）に寝かせながら強く引く
咬合の状態	中心咬合位で噛んでもらう	中心咬合位で噛んでもらう

1．口腔内写真撮影の基本

撮影方法① 撮影者が移動しながら撮影する方法

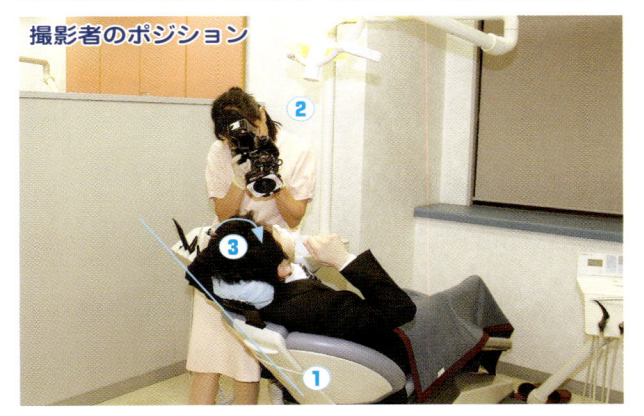

撮影者のポジション

① チェアは斜め（30〜45度）に設定します。
② 撮影者は4時の位置から撮影します。
③ 患者には正面よりやや右を向いてもらいます。

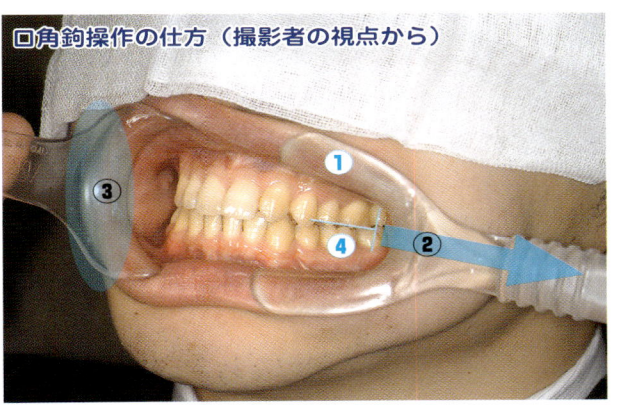

口角鈎操作の仕方（撮影者の視点から）

① V字型の口角鈎を使用します。
② 後方（遠心側）に強く引いてもらいます。
③ 右側の口角鈎は、添えるだけにします。
④ 噛みあわせがずれていないか注意します。

口角鈎操作の仕方

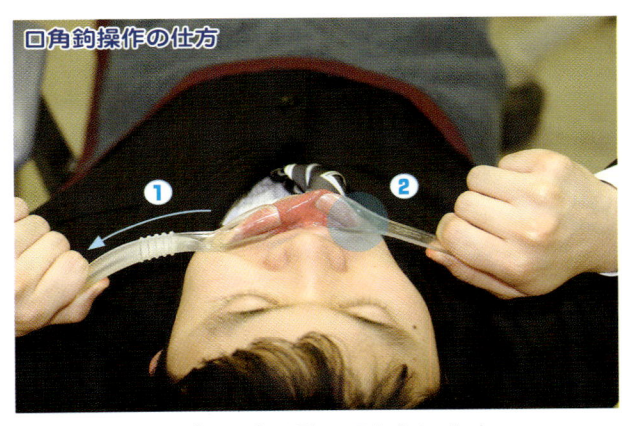

① 後方（遠心側）に強く引いてもらいます。
② 左側の口角鈎は、添えるだけにします。

撮影方法② 撮影者が移動しないで撮影する方法

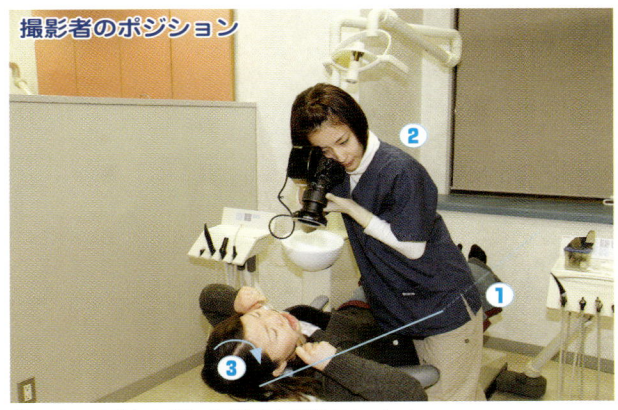

撮影者のポジション

① チェアは140度程度に設定します。
② 撮影者は7時の位置から撮影します。
③ 患者には大きく右を向いてもらいます。

ミラー操作の仕方（撮影者の視点から）

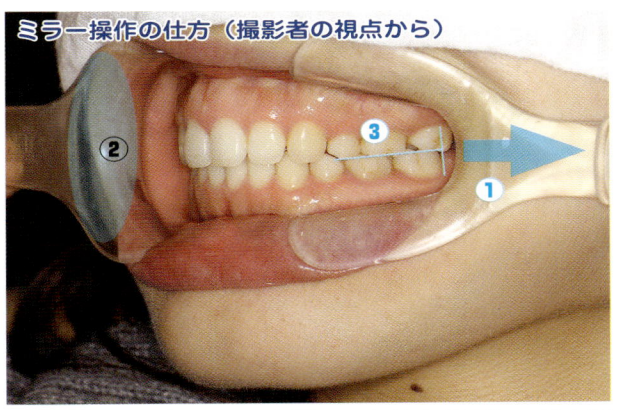

① 撮影側（左）のみV字型の口角鈎を使用し、後方に強く引いてもらいます。
② 反対側の口角鈎は添えるだけにします。
③ 噛みあわせがずれていないか注意します。

口角鈎操作の仕方（拡大）

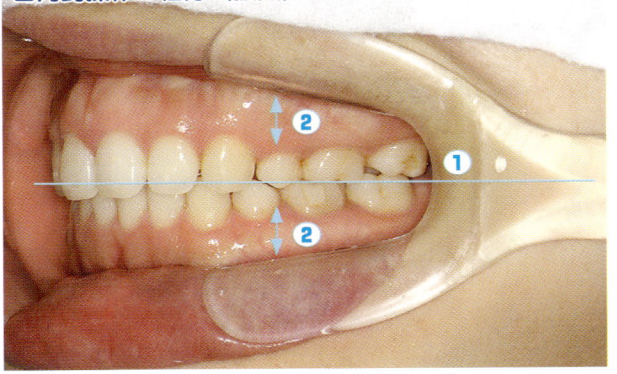

① 咬合平面とV字口角鈎の持つ部分が平行になるようにします。
② 上下の歯肉幅が均等になるように口角鈎の微調整をします。

35

右側頬側面観の口腔内写真（ミラー撮影）撮影のポイント

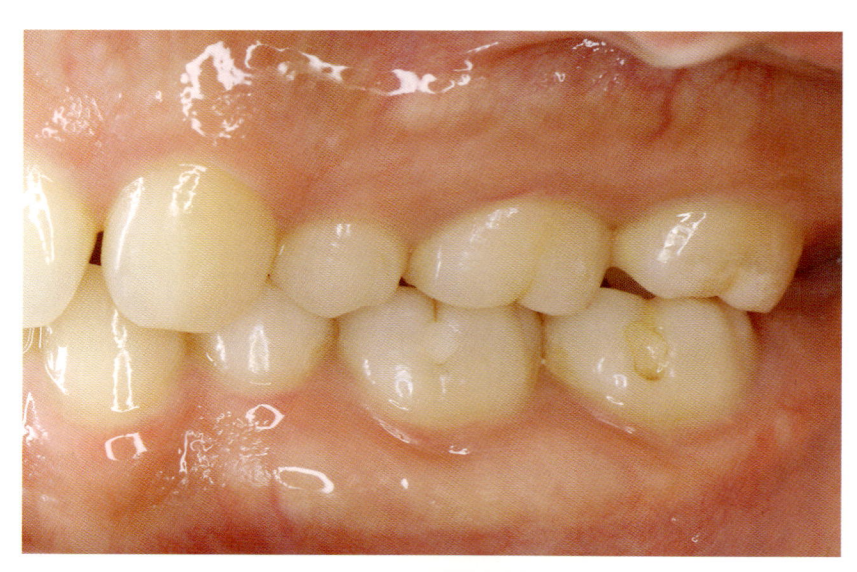

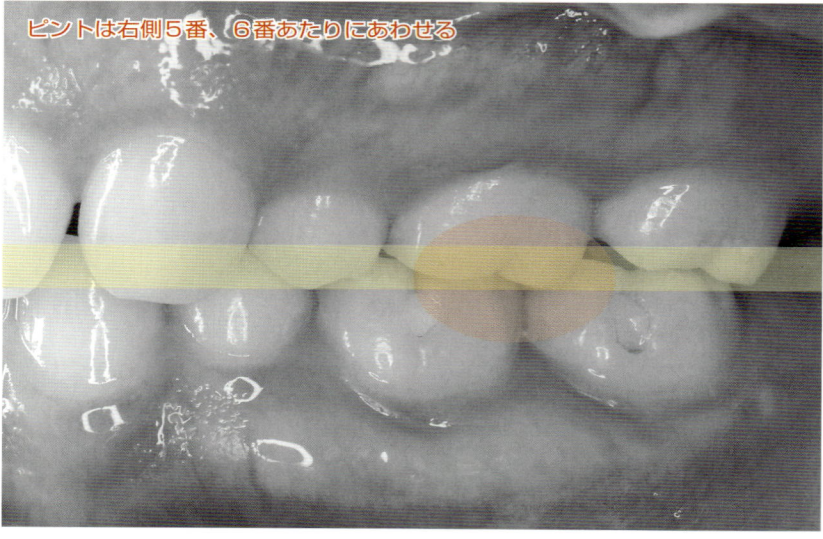

撮影時のポイント

規格写真撮影のための基準
◇写真のセンターに咬合平面がくるように位置づけます。
◇ピントは右側5番、6番あたりにあわせます。

撮影時のポイント
◇中心咬合位で噛んでもらいます。
◇なるべく最後臼歯まで入るように位置づけます。
◇唾液を吸引し、エアーで乾燥させます。

ピントは右側5番、6番あたりにあわせる

撮影時のカメラのセッティング

	方法① 撮影者が移動しながら撮影する方法	方法② 撮影者が移動しないで撮影する方法
撮影方法	ミラー撮影	ミラー撮影
撮影倍率	1：1.2（デジタルカメラ1：1.8）	1：1.2（デジタルカメラ1：1.8）
ポジション	4時の位置	7時の位置
チェアの設定	30～45度程度に倒す	140度程度
患者の顔の向き	正面	大きく右向き
口角鉤の引き方	左側に軽く入れる（引かない）	左側のみ軽く引く
咬合の状態	中心咬合位で噛んでもらう	中心咬合位で噛んでもらう

1．口腔内写真撮影の基本

撮影方法① 撮影者が移動しながら撮影する方法

撮影者のポジション

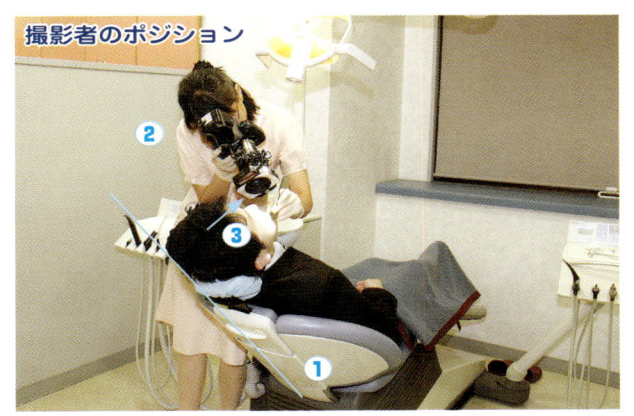

① チェアは斜め（30～45度）に設定します。
② 撮影者は4時の位置から撮影します。
③ 患者には正面を向いてもらいます。
④ 噛みあわせがずれていないか注意します。

ミラー操作の仕方（撮影者の視点から）

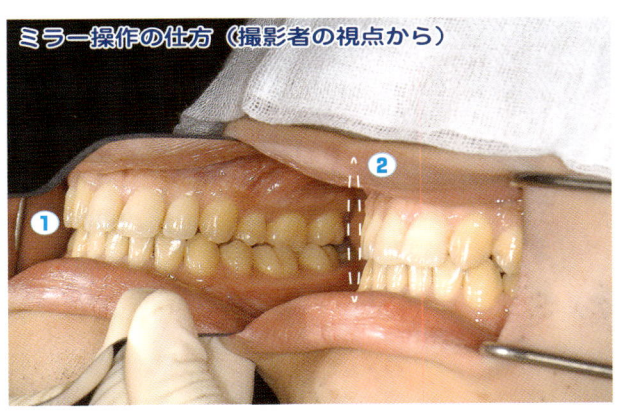

① 頰側面用のミラーを使用します。
② 撮影側（右側）にミラーを入れ、口角を歯列から離すように押し広げます。
③ 歯列と平行、咬合平面と垂直になるようにします。

口角鉤およびミラー操作の仕方

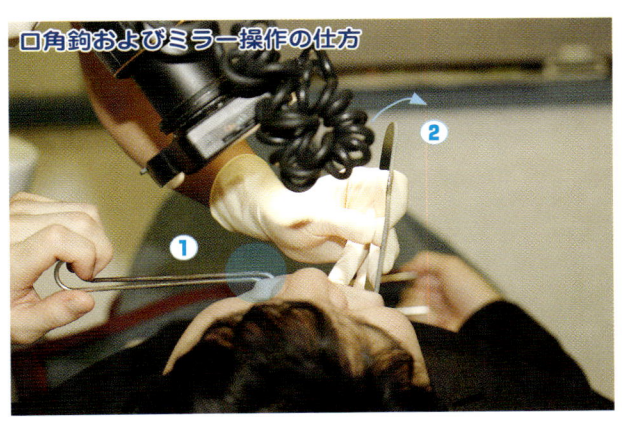

① 口角鉤は反対側に挿入します。力を入れず、引っ張らないように指示します。
② ミラーは上端を右側のほうへ起こしていきます。

撮影方法② 撮影者が移動しないで撮影する方法

撮影者のポジション

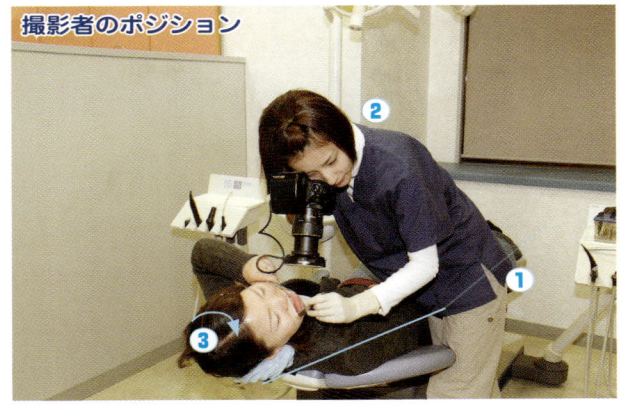

① チェアは140度程度に設定します。
② 撮影者は7時の位置から撮影します。
③ 患者には大きく右を向いてもらいます。

ミラー操作の仕方（撮影者の視点から）

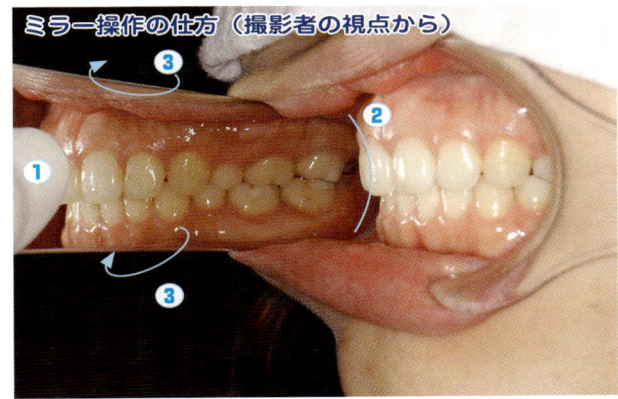

① 先細りの頰側面用ミラーを使用します。
② 最後臼歯の遠心までミラーを入れ、しっかりと噛んでもらいます。
③ ミラーの先端の方を始点に頰粘膜を歯列から離します（歯列がミラーの中央にくるように気をつけます）。

口角鉤およびミラー操作の仕方

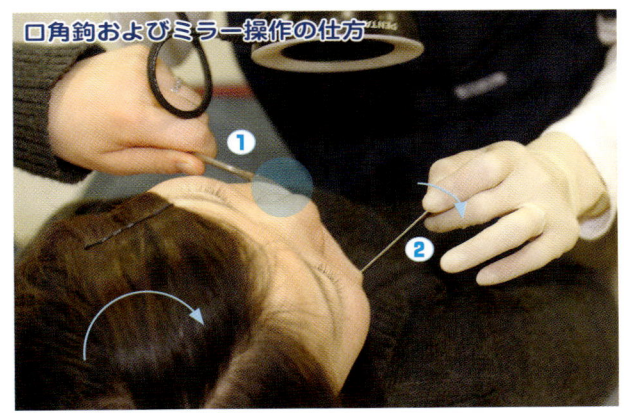

① 反対側の口角鉤は軽く把持してもらいます。
② ミラーは上端を右側のほうへ起こしていきます。

左側頬側面観の口腔内写真（ミラー撮影）撮影のポイント

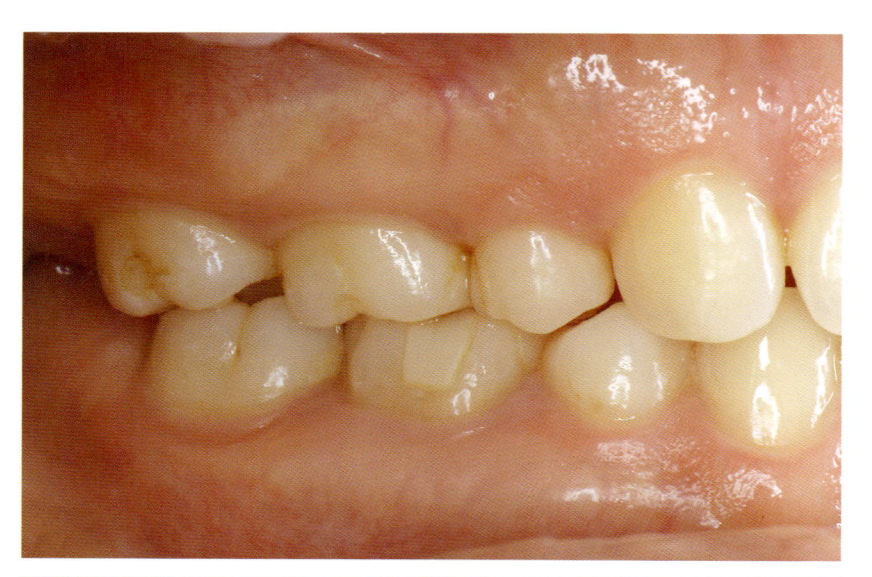

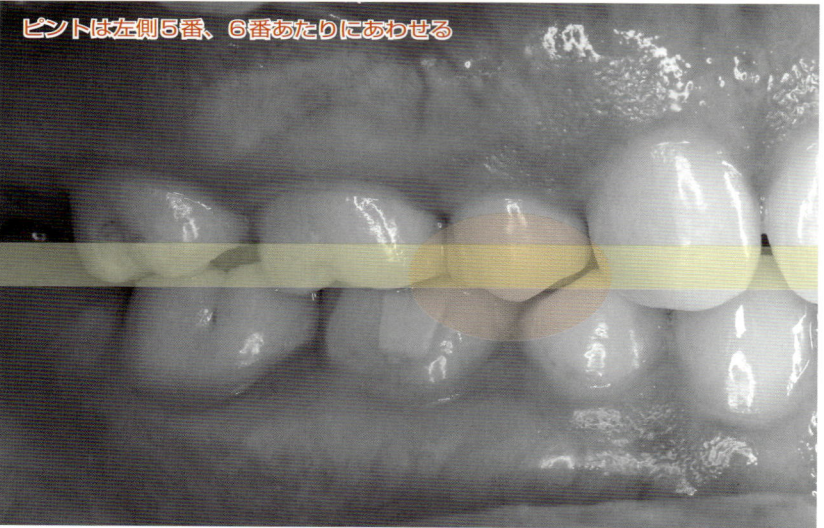

撮影時のポイント

規格写真撮影のための基準
◇写真のセンターに咬合平面がくるように位置づけます。
◇ピントは左側5番、6番あたりにあわせます。

撮影時のポイント
◇中心咬合位で噛んでもらいます。
◇なるべく最後臼歯まで入るように位置づけます。
◇唾液を吸引し、エアーで乾燥させます。

ピントは左側5番、6番あたりにあわせる

撮影時のカメラのセッティング

	方法① 撮影者が移動しながら撮影する方法	方法② 撮影者が移動しないで撮影する方法
撮影方法	ミラー撮影	ミラー撮影
撮影倍率	1：1.2（デジタルカメラ1：1.8）	1：1.2（デジタルカメラ1：1.8）
ポジション	7時の位置	7時の位置
チェアの設定	30〜45度程度に倒す	140度程度
患者の顔の向き	正面	正面よりやや左向き
口角鉤の引き方	右側に軽く入れる（引かない）	右手のみ軽く引く
咬合の状態	中心咬合位で噛んでもらう	中心咬合位で噛んでもらう

1. 口腔内写真撮影の基本

撮影方法① 撮影者が移動しながら撮影する方法

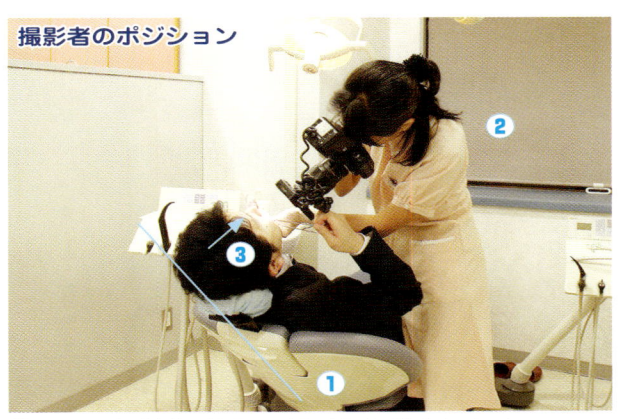

撮影者のポジション

① チェアは斜め（30～45度）に設定します。
② 撮影者は7時の位置から撮影します。
③ 患者には正面を向いてもらいます。
④ 噛みあわせがずれていないか注意します。

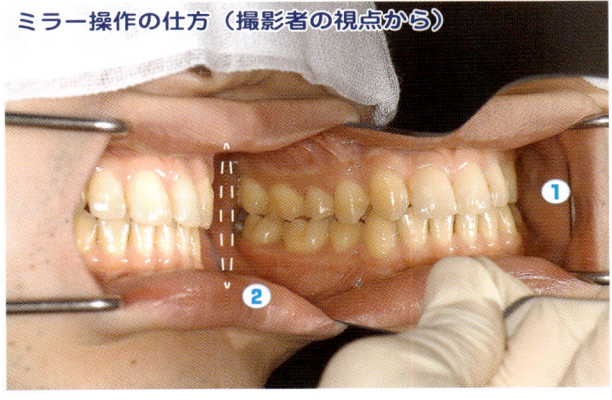

ミラー操作の仕方（撮影者の視点から）

① 頬側面用のミラーを準備します。
② 撮影側（左側）にミラーを入れ、口角を歯列から離すようにミラーで押し広げます。
③ 歯列と平行、咬合平面と垂直になるようにします。

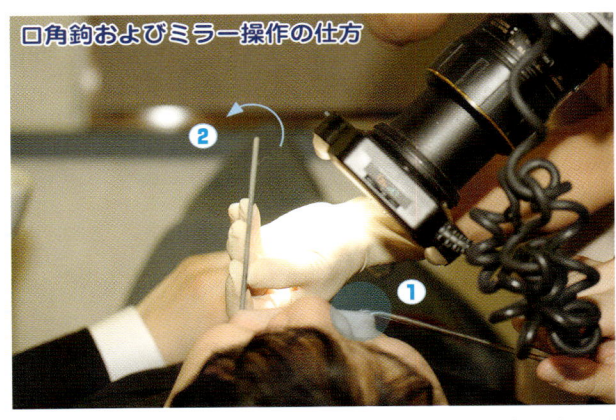

口角鉤およびミラー操作の仕方

① 口角鉤は反対側に挿入します。力を入れず、引っ張らないように指示します。
② ミラーは上端を左側のほうへ起こしていきます。

撮影方法② 撮影者が移動しないで撮影する方法

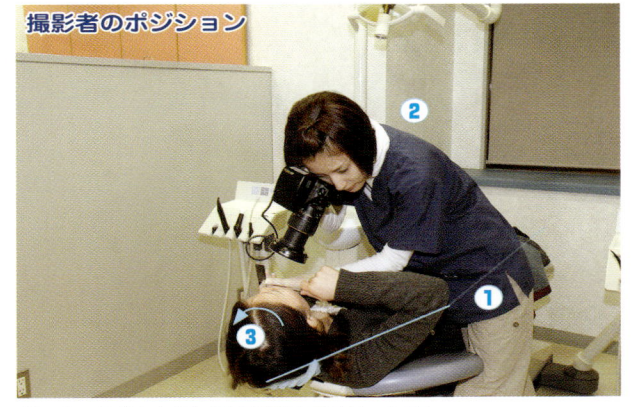

撮影者のポジション

① チェアは140度程度に設定します。
② 撮影者は7時の位置から撮影します。
③ 患者には正面よりやや左を向いてもらいます。

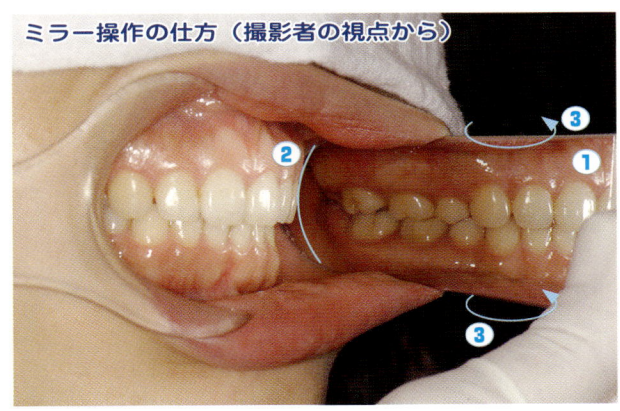

ミラー操作の仕方（撮影者の視点から）

① 先細りの頬側面用ミラーを使用します。
② 最後臼歯の遠心までミラーを入れ、しっかりと噛んでもらいます。
③ ミラーの先端を始点に頬粘膜を歯列から離します（歯列がミラーの中央にくるように気をつけます）。

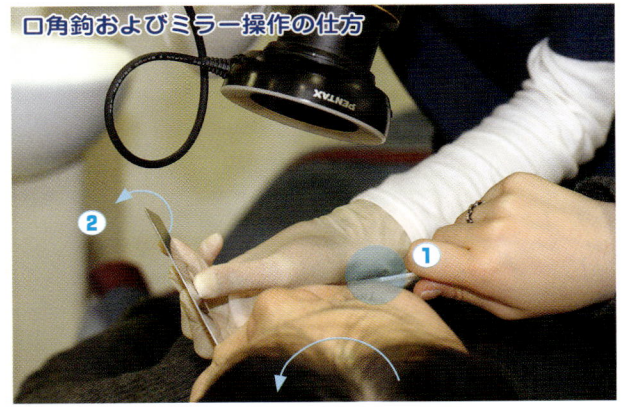

口角鉤およびミラー操作の仕方

① 反対側の口角鉤は軽く把持してもらいます。
② ミラーは上端を左側のほうへ起こしていきます。

小児患者の右側頬側面観の口腔内写真　撮影のポイント

撮影時のポイント

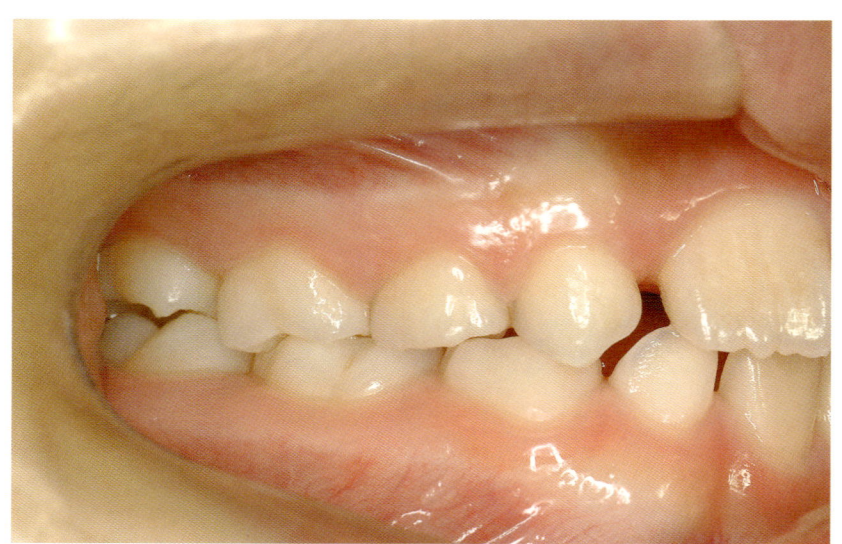

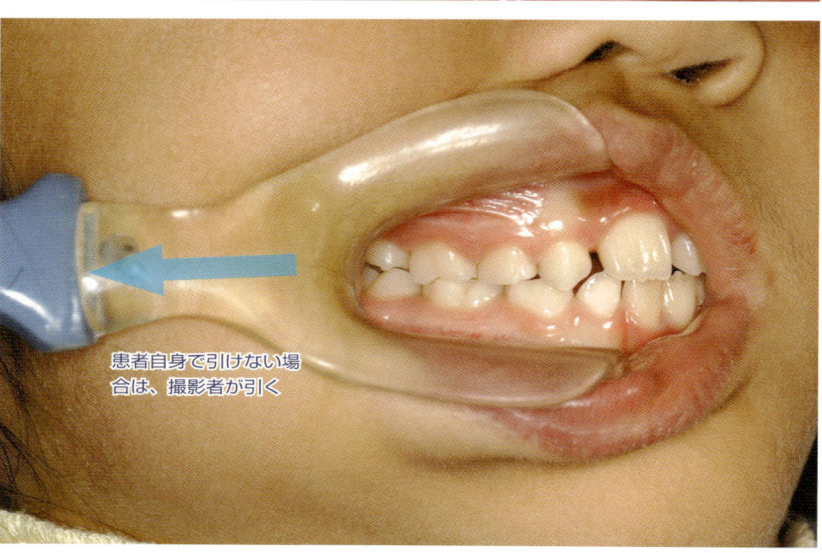

撮影時のポイント

◇小児患者の場合、ミラー撮影が困難なため、直接法で拡大写真を撮影します。

◇口角鈎を自分で強く引けない場合は、撮影者が口角鈎を引きます。

◇エアーで乾燥させます。

患者自身で引けない場合は、撮影者が引く

撮影時のカメラのセッティング

撮影方法	直接撮影
撮影倍率	1：2（デジタルカメラ1：2.8）　もしくは1：1.2（デジタルカメラ1：1.8）のときもあり
ポジション	7時の位置
チェアの設定	30〜45度程度に倒す
患者の顔の向き	正面よりやや左向き
口角鈎の引き方	後方（遠心側）に強く引く
咬合の状態	中心咬合位で噛んでもらう

小児患者の左側頬側面観の口腔内写真　撮影のポイント

撮影時のポイント

撮影時のポイント

◇小児患者の場合、ミラー撮影が困難なため、直接法で拡大写真を撮影します。

◇口角鉤を自分で強く引けない場合は、撮影者が口角鉤を引きます。

◇エアーで乾燥させます。

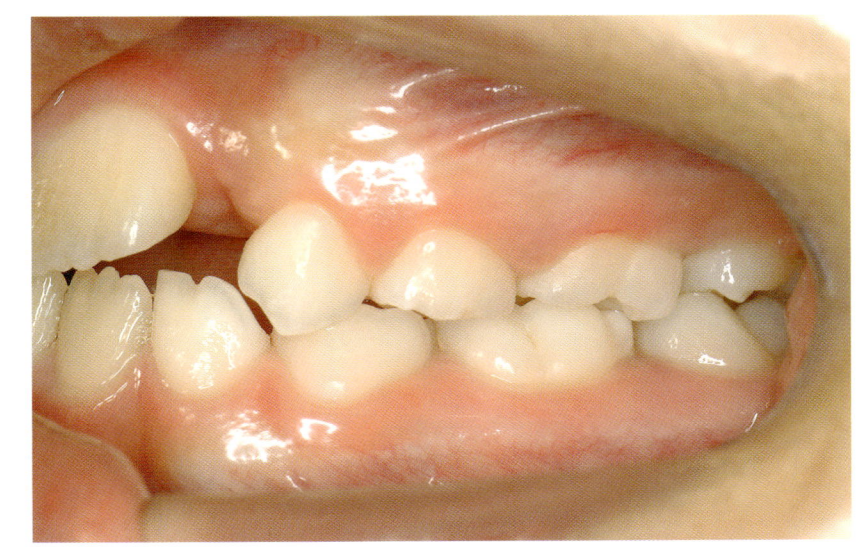

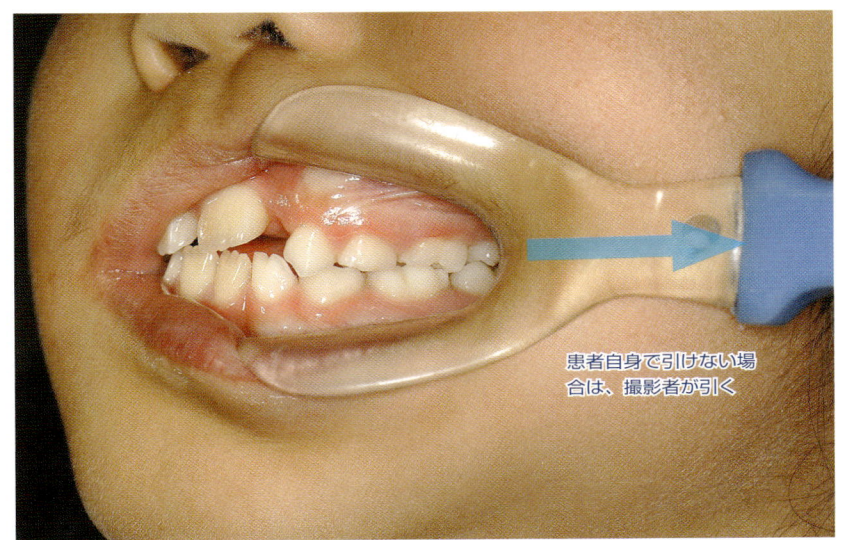

患者自身で引けない場合は、撮影者が引く

撮影時のカメラのセッティング

撮影方法	直接撮影
撮影倍率	1：2（デジタルカメラ1：2.8）　小児の場合は1：1.2（デジタルカメラ1：1.8）のときもあり
ポジション	4時の位置
チェアの設定	30～45度程度に倒す
患者の顔の向き	正面よりやや右向き
口角鉤の引き方	後方（遠心側）に強く引く
咬合の状態	中心咬合位で噛んでもらう

右側口蓋側面観の口腔内写真　撮影のポイント

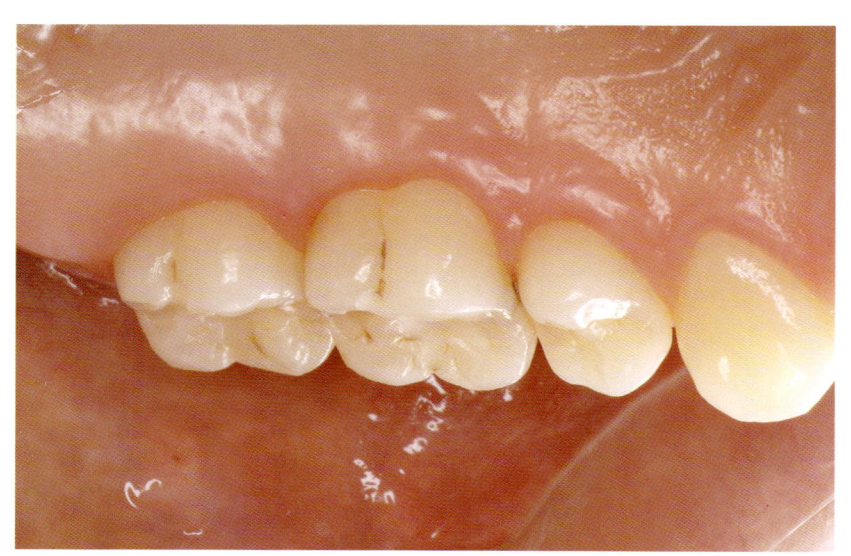

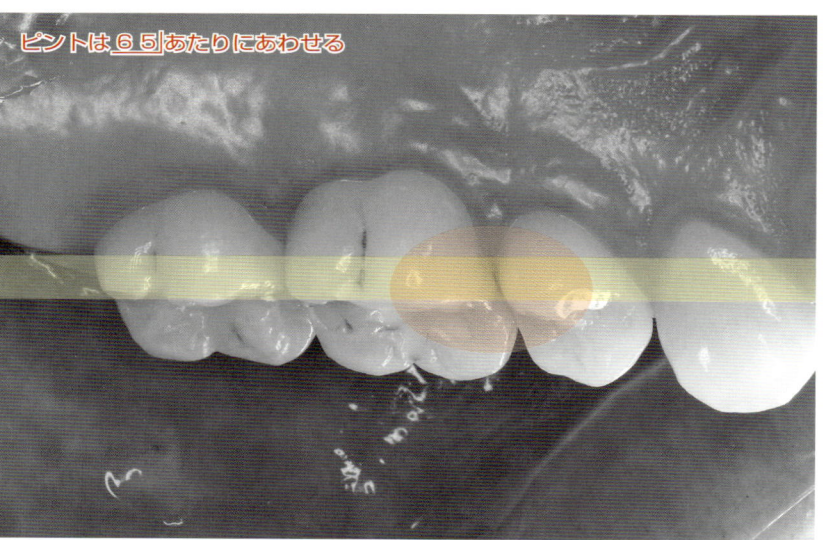

撮影時のポイント

規格写真撮影のための基準
◇歯肉がなるべく写るように歯列を写真の中央付近に位置づけます。
◇ピントは６５|あたりにあわせます。

撮影時のポイント
◇咬合面が写り過ぎないようにミラーの角度に注意します。
◇口を大きく開いてもらいます。
◇エアーで乾燥させます。

ピントは６５|あたりにあわせる

撮影時のカメラのセッティング

	方法① 撮影者が移動しながら撮影する方法	方法② 撮影者が移動しないで撮影する方法
撮影方法	ミラー撮影	ミラー撮影
撮影倍率	1：1.2（デジタルカメラ1：1.8）	1：1.2（デジタルカメラ1：1.8）
ポジション	7時の位置	7時の位置
チェアの設定	30〜45度程度に倒す	140度程度
患者の顔の向き	正面よりやや右向き	正面よりやや右向き
口角鉤の引き方	正面より右側を強く引く	ゆるく上下均等に横に引いてもらう
咬合の状態	大きく開口してもらう	大きく開口してもらう

1．口腔内写真撮影の基本

撮影方法① 撮影者が移動しながら撮影する方法

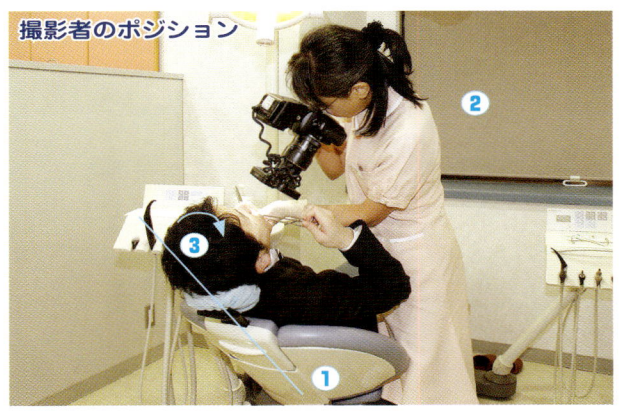

撮影者のポジション

① チェアは斜め（30～45度）に設定します。
② 撮影者は7時の位置から撮影します。
③ 患者には正面よりやや右を向いてもらいます。

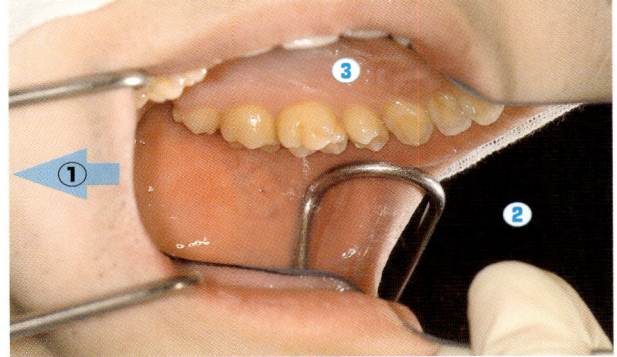

口角鉤およびミラー操作の仕方（撮影者の視点から）

① 口角鉤は撮影側（右側）に挿入します。
② 舌口蓋側用のミラーを使用します。
③ 撮影側（右側）にミラーを挿入し、歯列からミラーを離して、できるだけ口蓋側の歯肉が写るように（咬合面が写りすぎないように）ミラーを立てます。

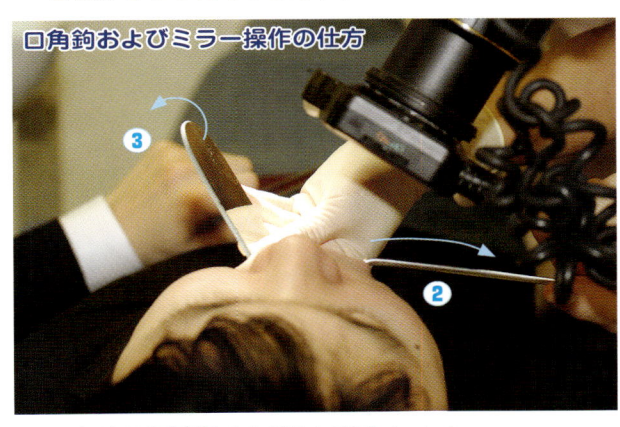

口角鉤およびミラー操作の仕方

① 口角鉤は撮影側（右側）に挿入します。
② 口角を強く引いてもらい視野を確保します。
③ ミラーは上端を左側のほうへ起こしていきます。

撮影方法② 撮影者が移動しないで撮影する方法

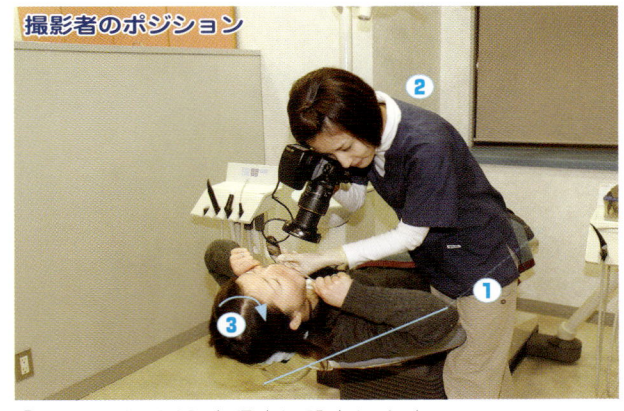

撮影者のポジション

① チェアは140度程度に設定します。
② 撮影者は7時の位置から撮影します。
③ 患者には正面よりやや右を向いてもらいます。

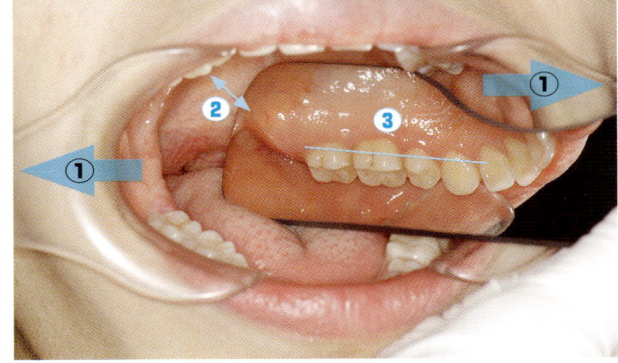

口角鉤およびミラー操作の仕方（撮影者の視点から）

① 口角鉤は上下均等にゆるく横に引きます。
② 舌口蓋側用のミラーを使用し、下端が最後臼歯より離れた位置にくるように挿入します。
③ 中央付近に歯列がくるように角度を調整します。

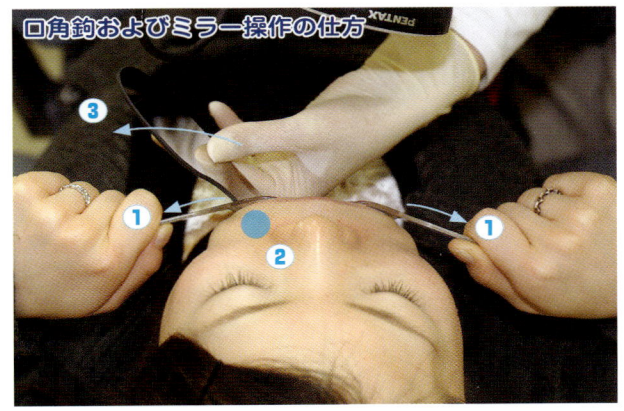

口角鉤およびミラー操作の仕方

① 口角鉤は上下均等にゆるく横に引きます。
② ミラー中心部が5付近（●印付近）にくるようにします。
③ ミラーの上端を左側のほうへ起こしていきます。

43

左側口蓋側面観の口腔内写真　撮影のポイント

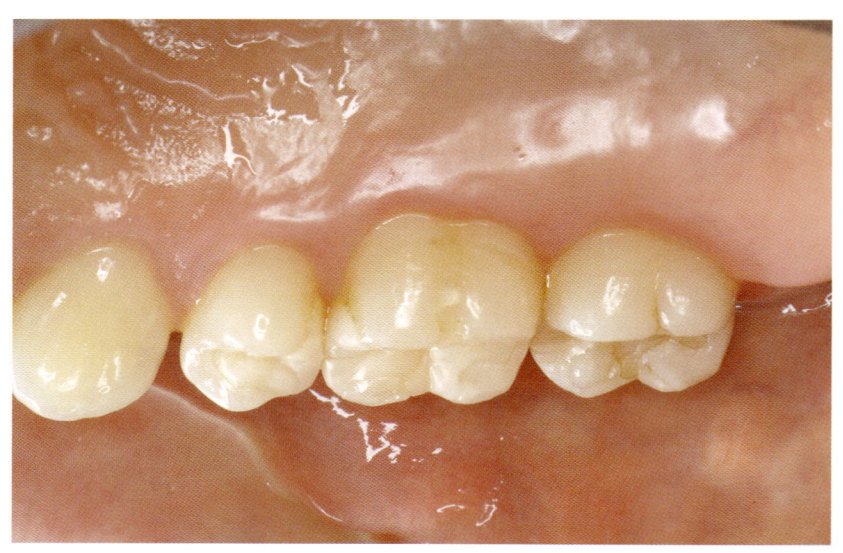

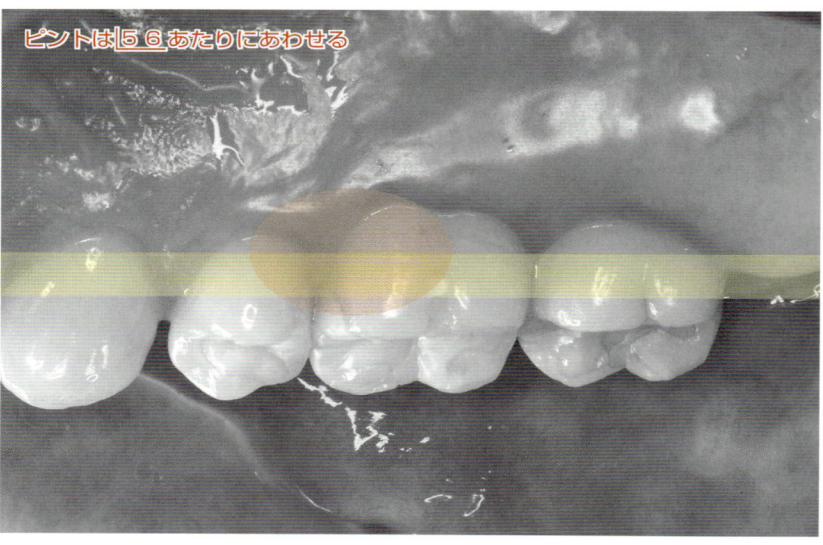

撮影時のポイント

規格写真撮影のための基準
◇歯肉がなるべく写るように歯列を写真の中央付近に位置づけます。
◇ピントは 5 6 あたりにあわせます。

撮影時のポイント
◇咬合面が写り過ぎないようにミラーの角度に注意します。
◇口を大きく開いてもらいます。
◇エアーで乾燥させます。

ピントは 5 6 あたりにあわせる

撮影時のカメラのセッティング

	方法①　撮影者が移動しながら撮影する方法	方法②　撮影者が移動しないで撮影する方法
撮影方法	ミラー撮影	ミラー撮影
撮影倍率	1：1.2（デジタルカメラ1：1.8）	1：1.2（デジタルカメラ1：1.8）
ポジション	4時の位置	7時の位置
チェアの設定	30～45度程度に倒す	140度程度
患者の顔の向き	正面	右向き
口角鈎の引き方	左側を強く引く	ゆるく上下均等に横に引いてもらう
咬合の状態	大きく開口してもらう	大きく開口してもらう

1．口腔内写真撮影の基本

撮影方法① 撮影者が移動しながら撮影する方法

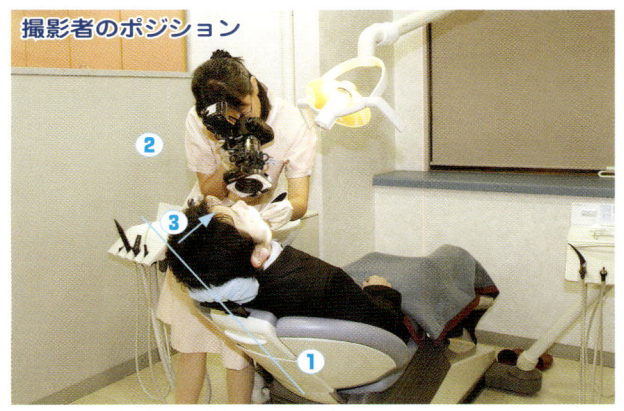

撮影者のポジション

① チェアは斜め（30〜45度）に設定します。
② 撮影者は4時の位置から撮影します。
③ 患者には正面を向いてもらいます。

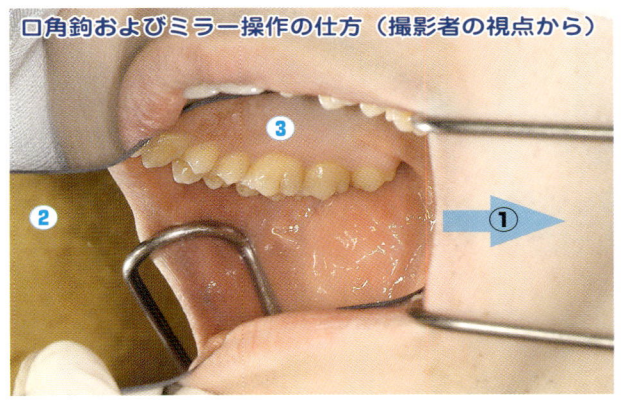

口角鉤およびミラー操作の仕方（撮影者の視点から）

① 口角鉤は撮影側（左側）に挿入します。
② 舌口蓋側用のミラーを使用します。
③ 撮影側（右側）にミラーを挿入し、歯列からミラーを離して、できるだけ口蓋側の歯肉が写るように（咬合面が写りすぎないように）ミラーを立てます。

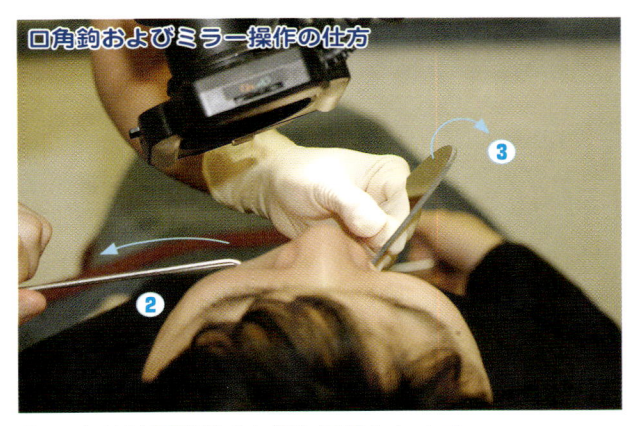

口角鉤およびミラー操作の仕方

① 口角鉤は撮影側（左側）に挿入します。
② 口角を強く引いてもらい視野を確保します。
③ ミラーは上端を右側のほうへ起こしていきます。

撮影方法② 撮影者が移動しないで撮影する方法

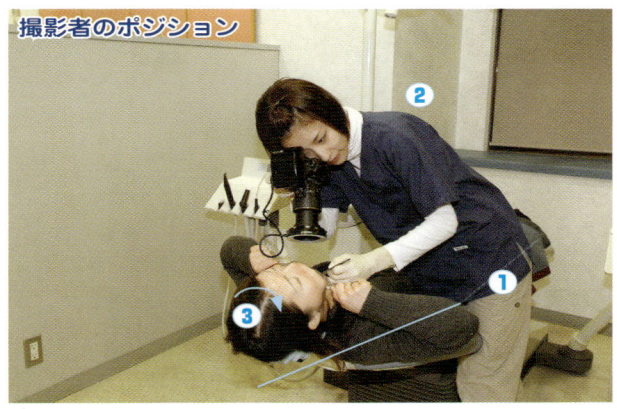

撮影者のポジション

① チェアは140度程度に設定します。
② 撮影者は7時の位置から撮影します。
③ 患者には右を向いてもらいます。

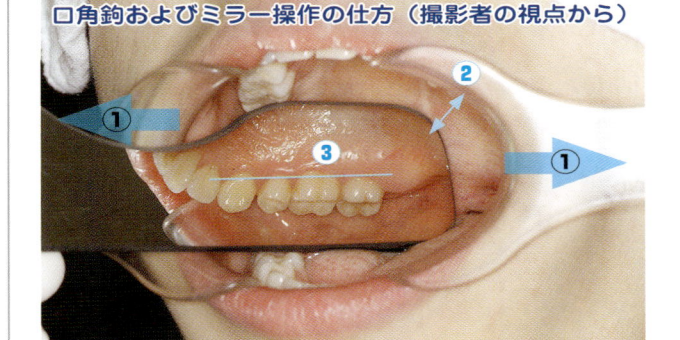

口角鉤およびミラー操作の仕方（撮影者の視点から）

① 口角鉤は上下均等にゆるく横に引きます。
② 舌口蓋側用のミラーを使用し、下端が最後臼歯より離れた位置にくるように挿入します。
③ 中央付近に歯列がくるように角度を調整します。

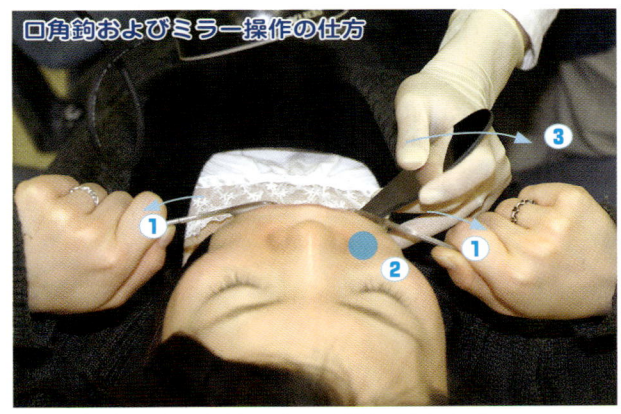

口角鉤およびミラー操作の仕方

① 口角鉤は上下均等にゆるく横に引きます。
② ミラー中心部が5付近（●印付近）にくるようにします。
③ ミラーの上端を右側のほうへ起こしていきます。

45

右側舌側面観の口腔内写真　撮影のポイント

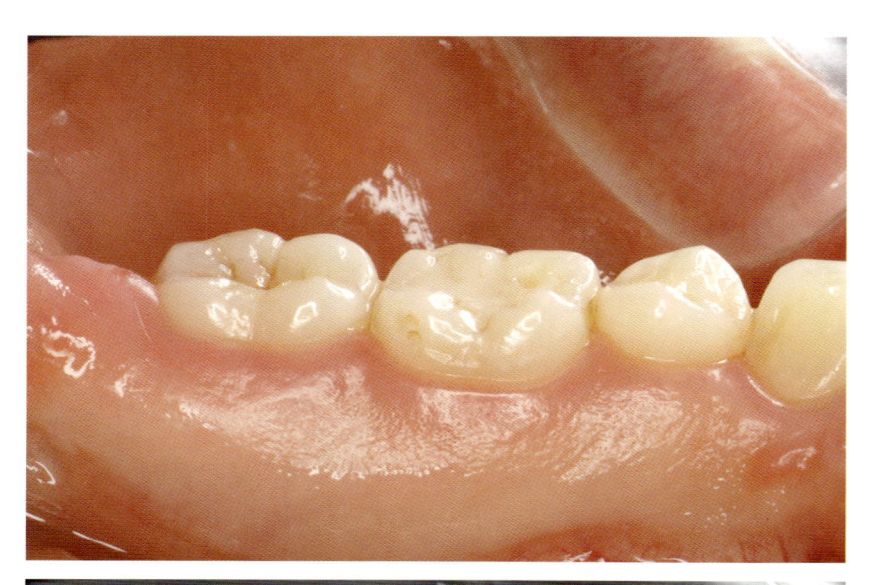

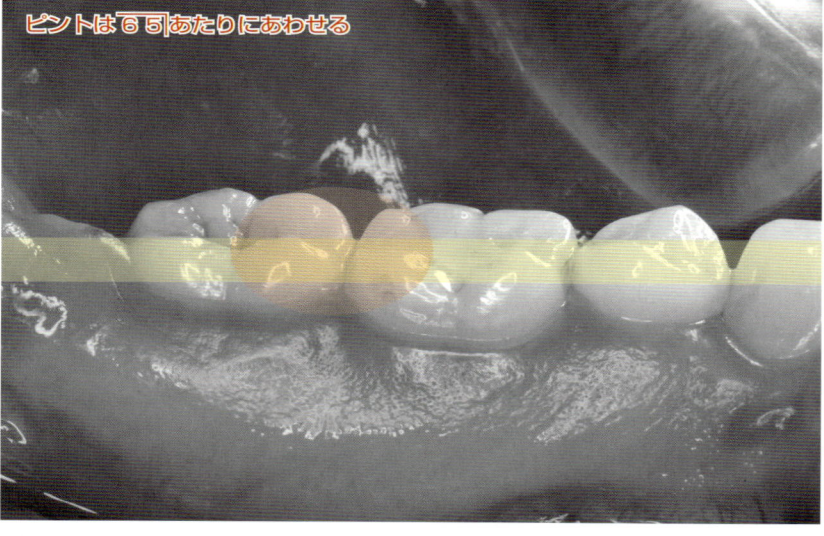

撮影時のポイント

ピントは 6 5 あたりにあわせる

規格写真撮影のための基準
◇歯肉がなるべく写るように歯列を写真の中央付近に位置づけます。
◇ピントは 6 5 あたりにあわせます。

撮影時のポイント
◇咬合面が写り過ぎないようにミラーの角度に注意します。
◇ミラーを入れる前に唾液を吸引しエアーで乾燥します。
◇ミラーで撮影部位を確認し、さらにエアーで歯頸部の唾液を取り除きます。
◇シャッターを押す直前に口を大きく開いてもらい舌を排除します。

撮影時のカメラのセッティング

	方法① 撮影者が移動しながら撮影する方法	方法② 撮影者が移動しないで撮影する方法
撮影方法	ミラー撮影	ミラー撮影
撮影倍率	1：1.2（デジタルカメラ 1：1.8）	1：1.2（デジタルカメラ 1：1.8）
ポジション	7時の位置	7時の位置
チェアの設定	30〜45度程度に倒す	140度程度
患者の顔の向き	正面よりやや右向き	正面よりやや右向き
口角鉤の引き方	右側を強く引く	ゆるく上下均等に横に引いてもらう
咬合の状態	大きく開口してもらう	大きく開口してもらう

1. 口腔内写真撮影の基本

撮影方法① 撮影者が移動しながら撮影する方法

撮影者のポジション

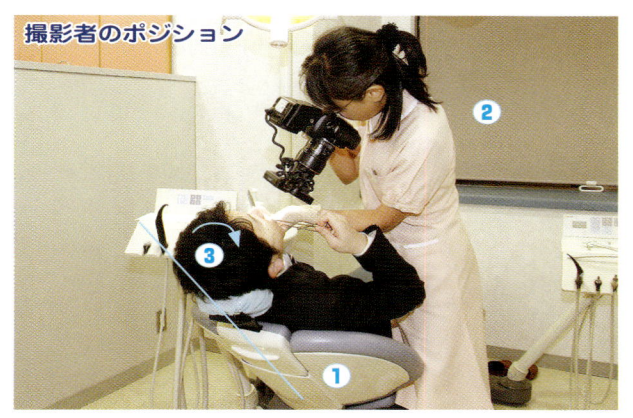

① チェアは斜め（30〜45度）に設定します。
② 撮影者は7時の位置から撮影します。
③ 患者には正面よりやや右を向いてもらいます。

口角鈎およびミラー操作の仕方（撮影者の視点から）

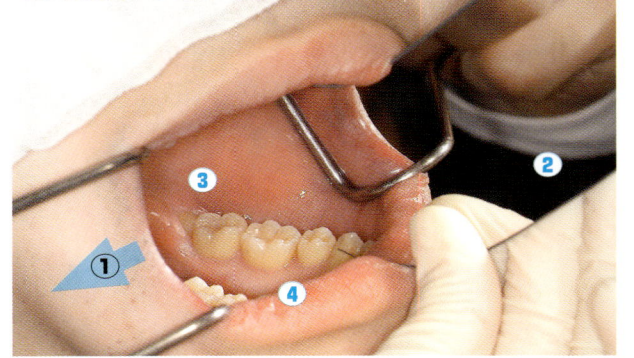

① 口角鈎は撮影側（右側）に挿入します。
② 舌口蓋側用のミラーを使用します。
③ 撮影側（右側）にミラーを挿入します。舌を排除し、歯列からミラーを離します。
④ できるだけ舌側の歯肉が写るように（咬合面が写りすぎないように）ミラーの角度を調節します。

口角鈎およびミラー操作の仕方

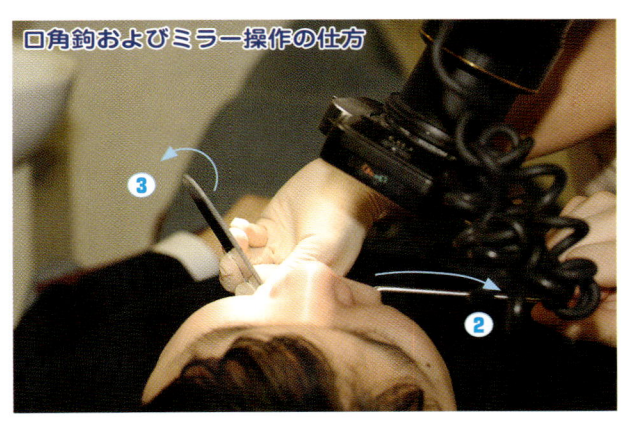

① 口角鈎は撮影側（右側）に挿入します。
② 口角を強く引いてもらい視野を確保します。
③ ミラーは上端を左側のほうへ起こしていきます。

撮影方法② 撮影者が移動しないで撮影する方法

撮影者のポジション

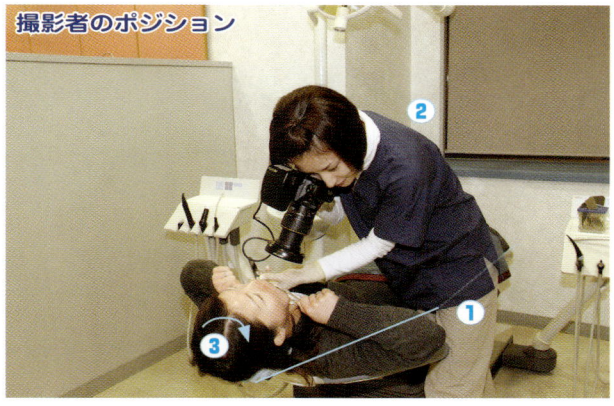

① チェアは140度程度に設定します。
② 撮影者は7時の位置から撮影します。
③ 患者には正面よりやや右を向いてもらいます。

口角鈎およびミラー操作の仕方（撮影者の視点から）

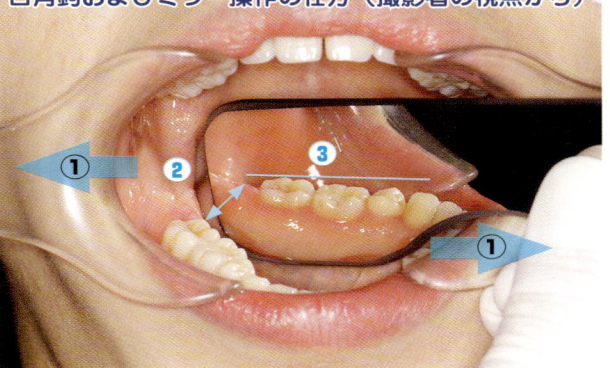

① 口角鈎は上下均等に横に引いてもらいます。
② 舌側口蓋側用ミラーを使用し、下端が最後臼歯より離れた位置にくるように挿入します。
③ 中央付近に歯列がくるように角度を調整します。

口角鈎およびミラー操作の仕方

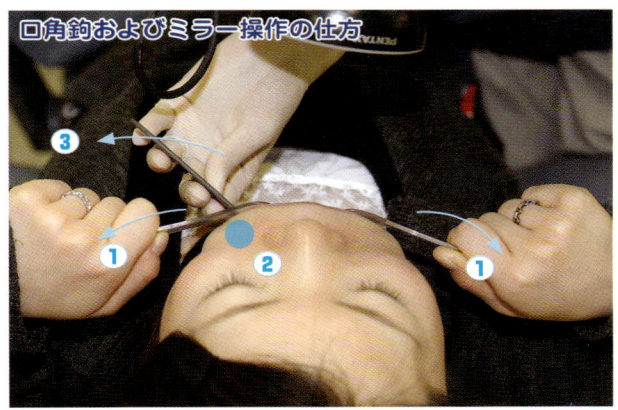

① 口角鈎は上下均等に横に引いてもらいます。
② ミラー中心部が5付近（●印付近）にくるようにします。
③ ミラーの上端を左側のほうへ起こしていきます。

47

左側舌側面観の口腔内写真　撮影のポイント

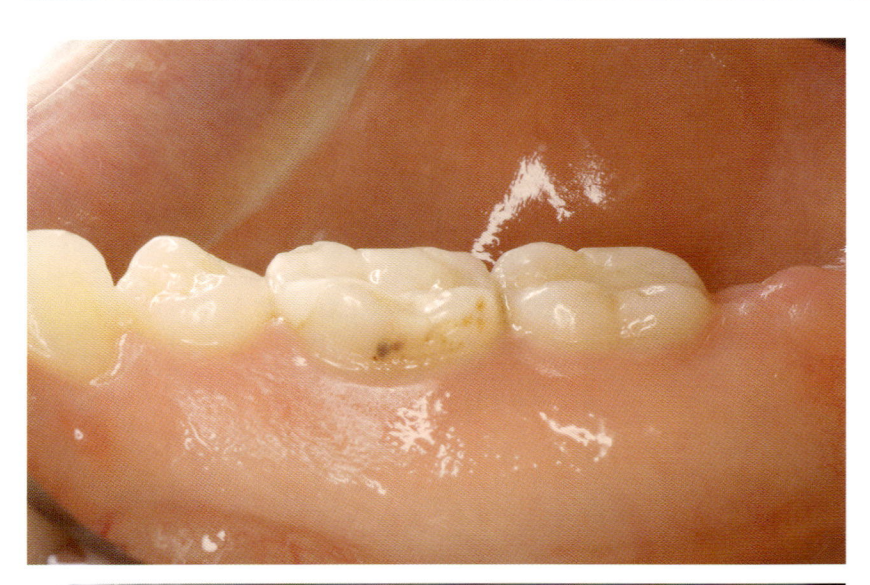

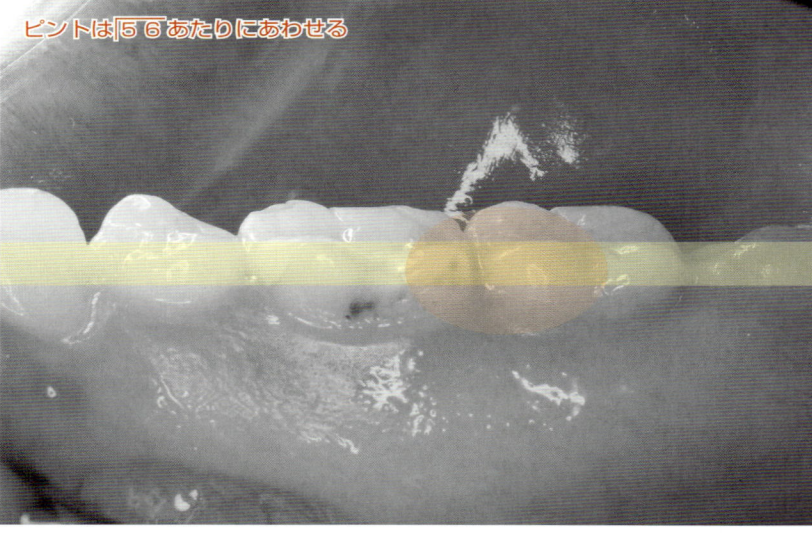

撮影時のポイント

規格写真撮影のための基準
◇歯肉がなるべく写るように歯列を写真の中央付近に位置づけます。
◇ピントは 5 6 あたりにあわせます。

撮影時のポイント
◇咬合面が写り過ぎないようにミラーの角度に注意します。
◇ミラーを入れる前に唾液を吸引しエアーで乾燥します。
◇ミラーで撮影部位を確認し、さらにエアーで歯頸部の唾液を取り除きます。
◇シャッターを押す直前に口を大きく開いてもらい舌を排除します。

ピントは 5 6 あたりにあわせる

撮影時のカメラのセッティング

	方法① 撮影者が移動しながら撮影する方法	方法② 撮影者が移動しないで撮影する方法
撮影方法	ミラー撮影	ミラー撮影
撮影倍率	1：1.2（デジタルカメラ1：1.8）	1：1.2（デジタルカメラ1：1.8）
ポジション	4時の位置	7時の位置
チェアの設定	30〜45度程度に倒す	140度程度
患者の顔の向き	正面	右向き
口角鉤の引き方	左側を強く引く	ゆるく上下均等に横に引いてもらう
咬合の状態	大きく開口してもらう	大きく開口してもらう

1．口腔内写真撮影の基本

撮影方法① 撮影者が移動しながら撮影する方法

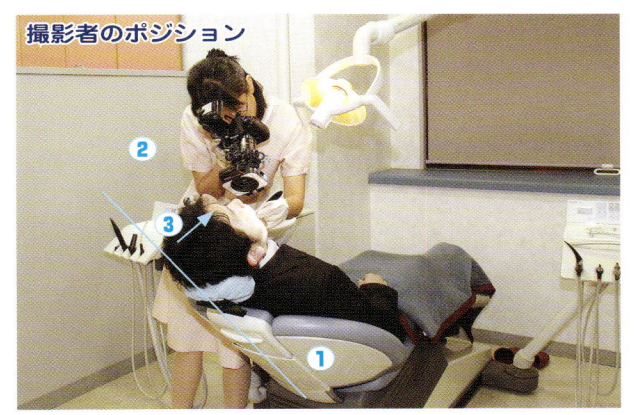

撮影者のポジション

① チェアは斜め（30〜45度）に設定します。
② 撮影者は4時の位置から撮影します。
③ 患者には正面を向いてもらいます。

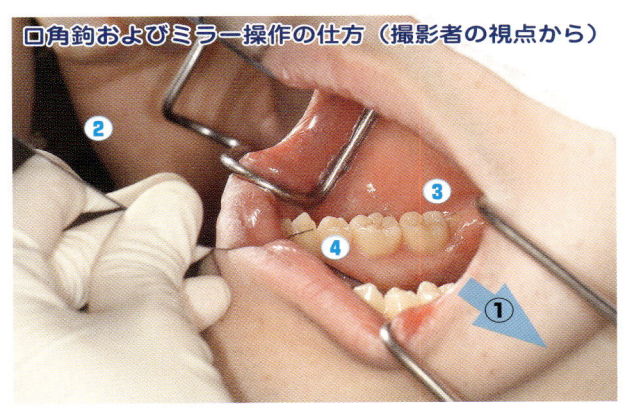

口角鉤およびミラー操作の仕方（撮影者の視点から）

① 口角鉤は撮影側（左側）に挿入します。
② 舌口蓋側用のミラーを使用します。
③ 撮影側（左側）にミラーを挿入します。舌を排除し、歯列からミラーを離します。
④ できるだけ舌側の歯肉が写るように（咬合面が写りすぎないように）ミラーの角度を調節します。

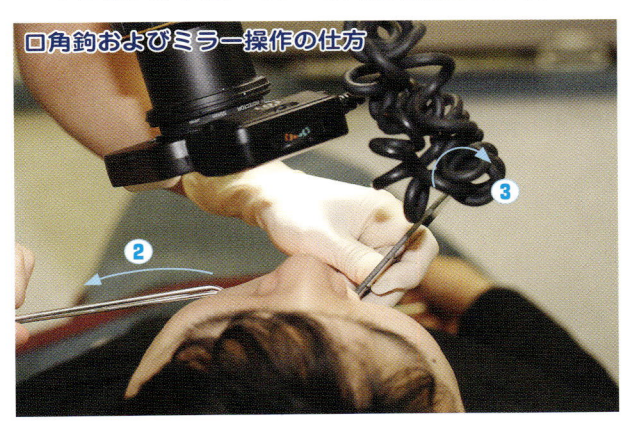

口角鉤およびミラー操作の仕方

① 口角鉤は撮影側（左側）に挿入します。
② 口角を強く引いてもらい視野を確保します。
③ ミラーは上端を右側のほうへ起こしていきます。

撮影方法② 撮影者が移動しないで撮影する方法

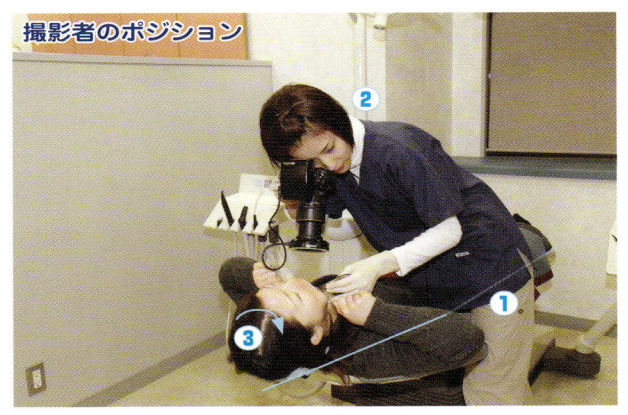

撮影者のポジション

① チェアは140度程度に設定します。
② 撮影者は7時の位置から撮影します。
③ 患者には右を向いてもらいます。

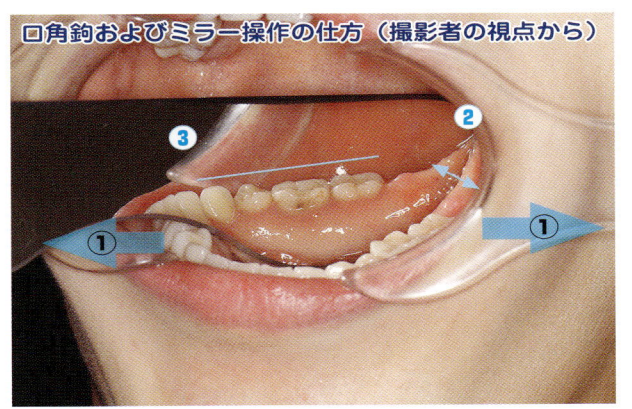

口角鉤およびミラー操作の仕方（撮影者の視点から）

① 口角鉤は上下均等に横に引いてもらいます。
② 舌側口蓋側用ミラーを使用し、下端が最後臼歯より離れた位置にくるように挿入します。
③ 中央付近に歯列がくるように角度を調整します。

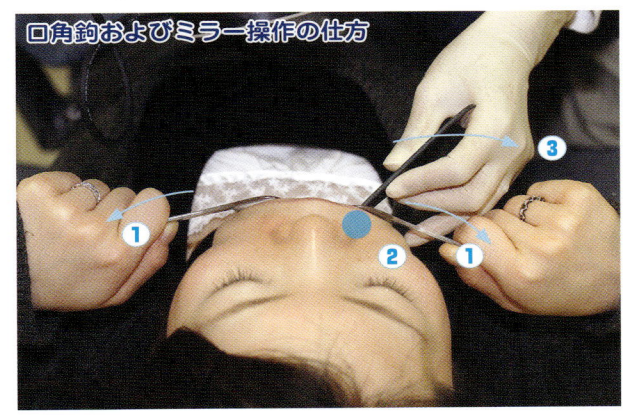

口角鉤およびミラー操作の仕方

① 口角鉤は上下均等に横に引いてもらいます。
② ミラー中心部が5付近（●印付近）にくるようにします。
③ ミラーの上端を右側のほうへ起こしていきます。

観察したい部位のみを撮影する
規格写真以外の口腔内写真と記録写真

外科手術時の状況を記録する口腔内写真

外科処置時の口腔内写真・撮影のポイント

◇術部位を中心に、骨欠損や歯肉縁下の状態を記録します。
◇後に比較できるように、同じ角度、同じ撮影倍率に注意して撮影します。
◇術後、患者さんに説明することができます。

撮影時のセッティング
撮影方法　直接撮影
撮影倍率　1：1.2
（デジタル　1：1.8）

図3　外科手術時の状況を記録する口腔内写真の例（3̄|根尖部）

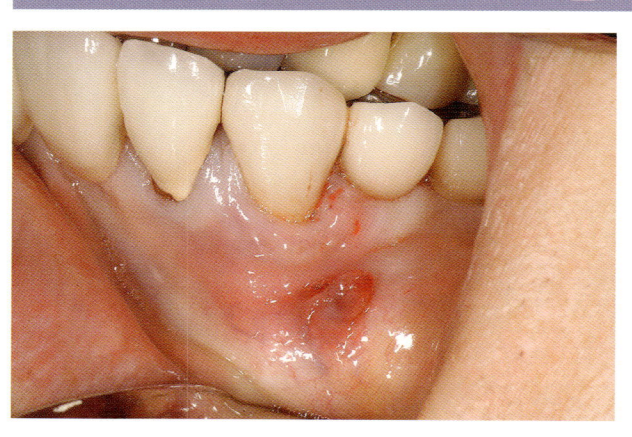

外科処置前。歯根破折が予測される。

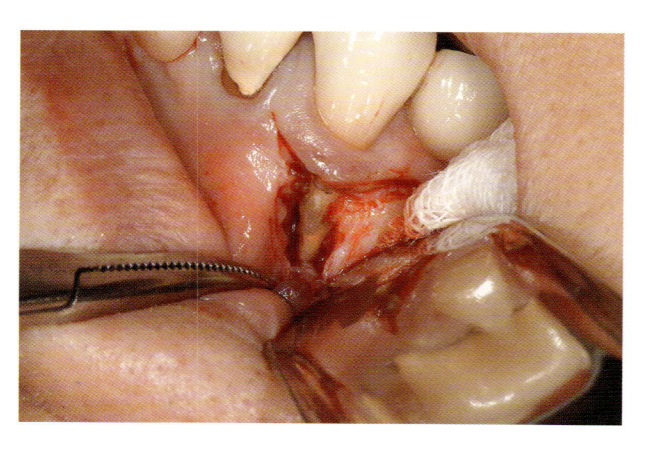

切開中。歯根に破折線が確認できる。

規格写真では写りにくい部位を記録する口腔内写真

規格写真では写りにくい部位の口腔内写真・撮影のポイント

◇ミラーの角度や挿入位置を工夫し、対象となる部位をできるだけ写真の中央に位置づけます。

◇撮影の目的（歯槽堤の幅や根分岐部の形態など）が伝わるように構図を考えて撮影します。

撮影時のセッティング	
撮影方法	直接またはミラー撮影
撮影倍率	1：1.2
	（デジタル　1：1.8）

図4　規格外写真　あれこれ…

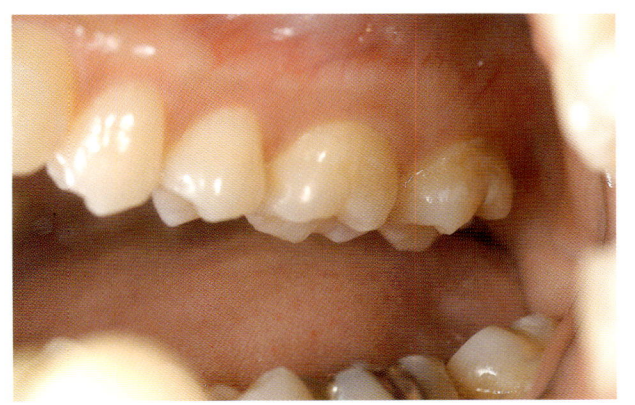

上顎第二大臼歯頬側。頬側は口を少し開いた状態でミラーを奥に入れると撮影できます。

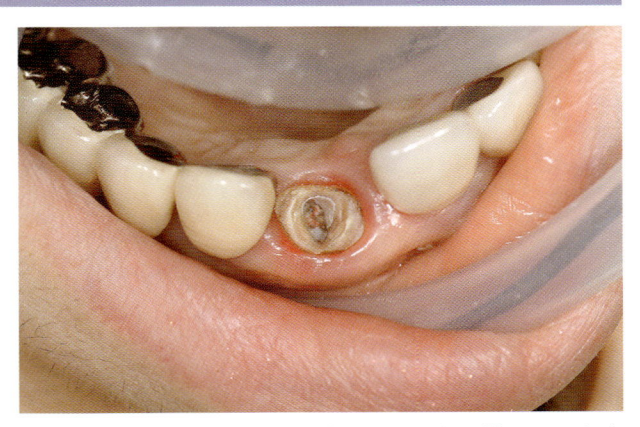

コアが脱離した状態の唇側の歯質の厚みを記録しています。歯軸に対して垂直に、直視で撮影しています。

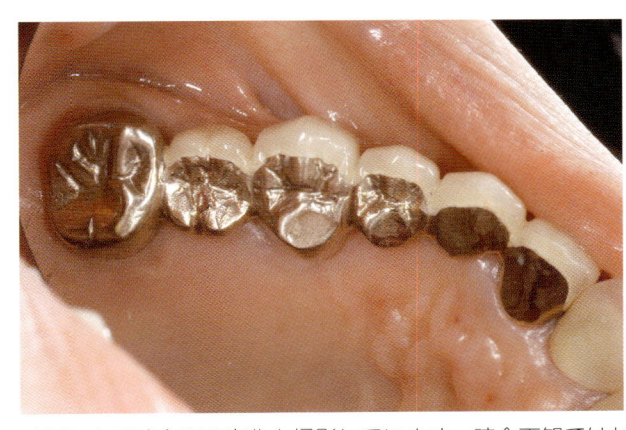

咬耗による咬合面の変化を撮影しています。咬合面観ではわかりにくいため、拡大して撮影しています。

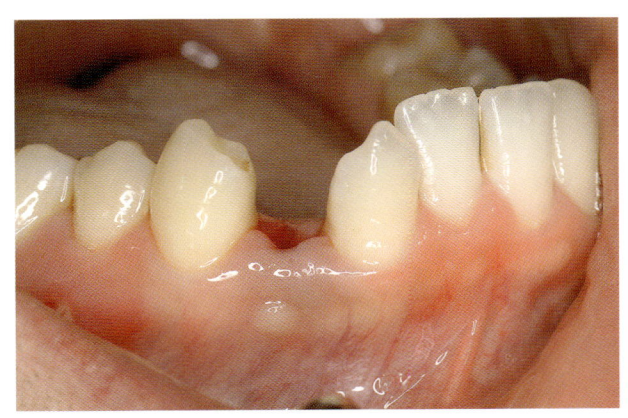

③欠損のインプラント予定部位です。犬歯の撮影はスペースや歯肉の状態が観察しやすいように③を中心に撮影します。

粘膜の状態を記録する口腔内写真

粘膜の状態を見る口腔内写真・撮影のポイント
◇頰粘膜の圧痕や粘膜病変を記録します。
◇撮影したい部位が中央にくるように位置づけます。
◇プローブなどを一緒に撮影すると、大きさがわかりやすくなります。

図5　粘膜の状態を記録する口腔内写真の例

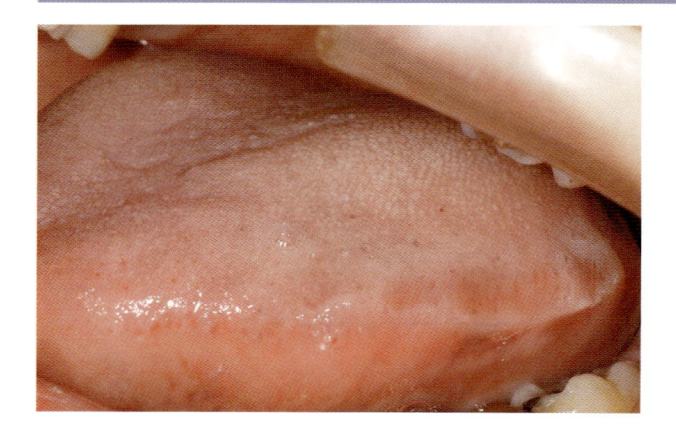

撮影時のセッティング
撮影方法　直接撮影
撮影倍率　1：1.2
（デジタル　1：1.8）

舌に見られる圧痕の状態。

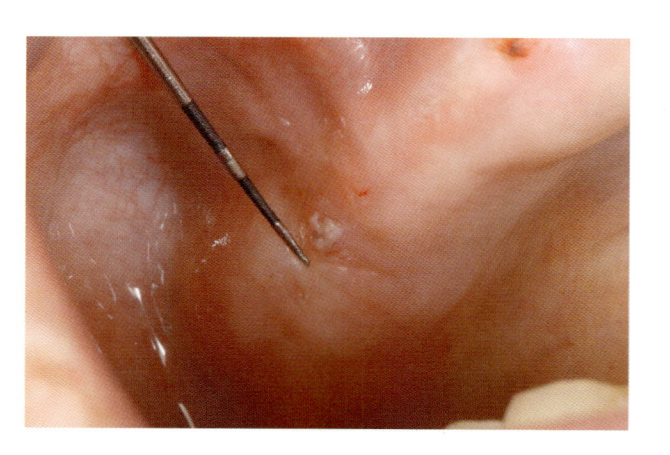

撮影時のセッティング
撮影方法　直接撮影
撮影倍率　1：1.2
（デジタル　1：1.8）

義歯による圧痕。プローブと一緒に撮影し、大きさを確認。この写真を規格的に撮影し、経過を追う。

口腔外で修復物や抜去歯を記録する写真

疾病の進行具合を記録する写真　撮影のポイント
◇接着してしまうと観察できない補綴物の形態や、装着時には撮影が難しくなるスプリントや義歯の咬合面を口腔外で撮影します。
◇抜去歯の歯面や歯根の状態、歯石の沈着状態を記録します。
◇大きさをわかりやすくするときは、ガーゼの上で撮影します。

撮影時のセッティング	
撮影方法	直接撮影
撮影倍率	1：1.2
	（デジタル　1：1.8）

図6a　抜去歯の写真の例

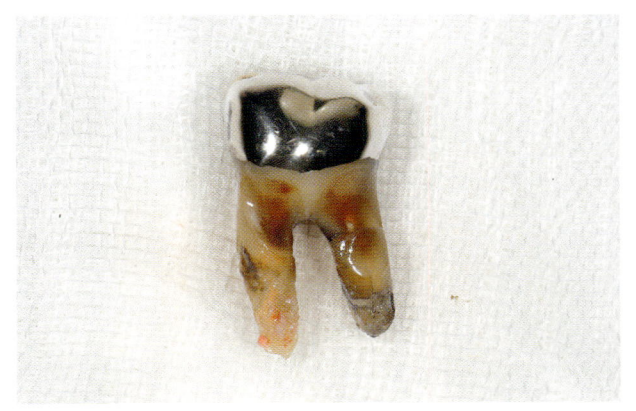

歯根破折の状況が確認できる。

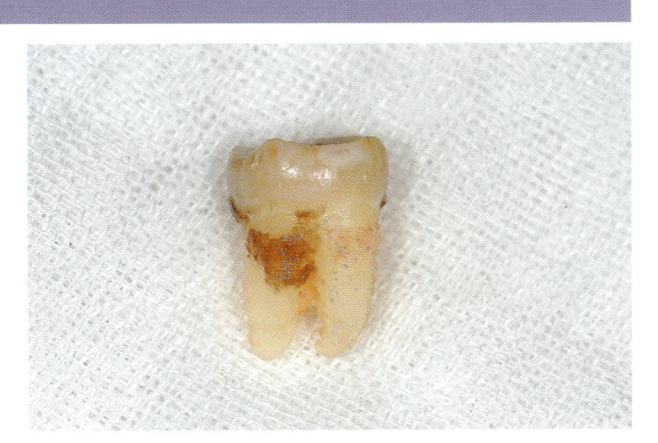

歯石の沈着状況が確認できる。

図6b　義歯やスプリント写真の例

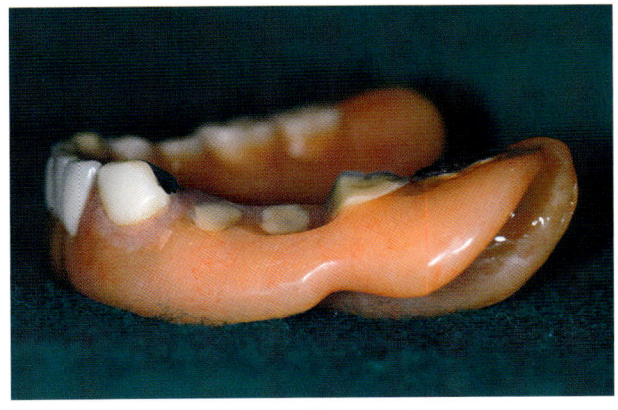

義歯の人工歯の咬耗状態を記録している。

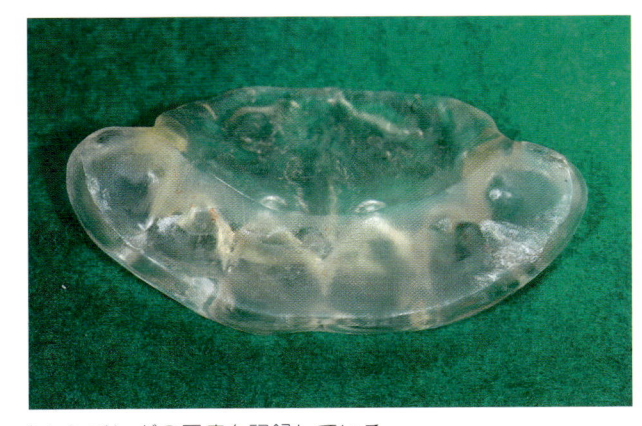

クレンチングの圧痕を記録している。

患者さんの顔貌写真

患者さんの顔貌写真・撮影のポイント

◇顔貌写真は骨格の状態を記録する写真です。撮影の目的をはじめに伝え、眼鏡は外し、髪が長い場合は耳が見えるように指示をします。

◇筋肉の動きも記録するため、笑顔の写真も撮影します。噛み癖がある場合、口角や鼻唇溝の深さの違いを知ることができます。また、前歯部と口唇の関係であるリップラインを記録しておくと、前歯部の修復の際に役立ちます。

◇周囲の人も声を掛けるといった撮影協力をすると、患者さんがリラックスし、自然な表情が撮影できます。

撮影時のセッティング	
撮影方法	直接撮影
撮影倍率	1：1.2
	（デジタル　1：1.8）

図7　患者さんの顔貌写真の例

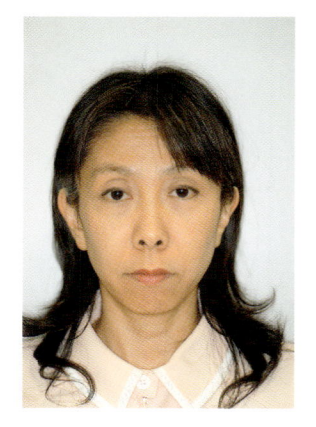

顔貌正面の写真

カメラに対して顔がまっすぐに向くように、猫背になっている場合は背筋を伸ばし、必要に応じて顎を引いてもらいます。
首が左右の傾いているときは、歪んだ状態を記録するために、患者さん自身がまっすぐと感じている位置で撮影します。

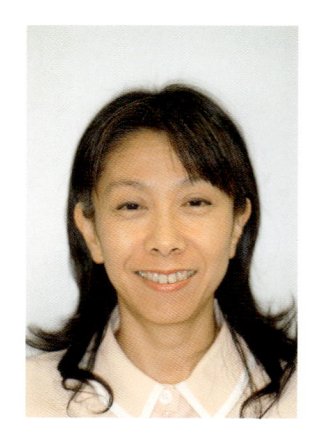

笑顔の写真

笑顔は、筋肉の動きとリップラインを撮影する目的があるため、上顎前歯が見える状態で撮影します。
「歯が見えるように笑ってください」では、唇だけを開けた不自然な写真になるため、リラックスした笑顔になるように、カメラを構えず声掛けをして、自然な表情を引き出し、すばやく撮影します。

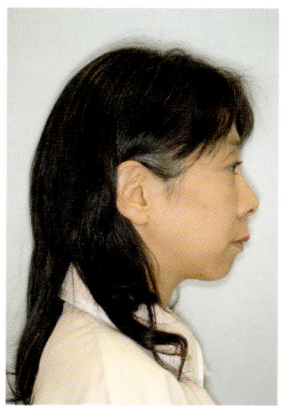

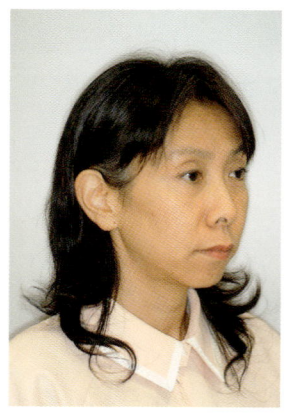

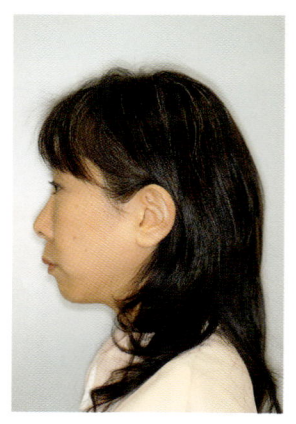

正面だけではなく、顔貌の特徴や確認するため、正面観とともに左右側方および斜め方向から撮影します。咬合高径の変化や顔立ちのゆがみなどがわかるときがあります。

ワンポイントアドバイス

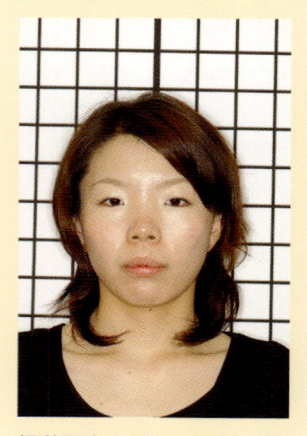

顔貌写真を撮影する時、背景に方眼紙を置くことで、歪みや傾き、左右差を観察しやすくなります。

2

さぁ、臨床現場で
口腔内写真を撮影してみよう

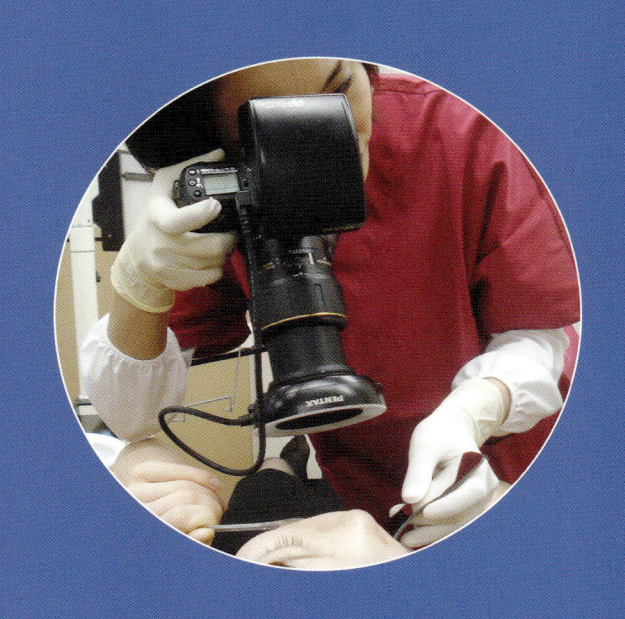

撮影その前に
まず患者さんの気持ちを理解しよう
～本書の患者モデル歯科衛生士に聞きました～

「大丈夫です」は、そんなに大丈夫ではありません

「大丈夫ですか？」と声をかけても、患者さんはみんな「大丈夫です」と答えてくださいますが、実際は大丈夫ではないって思いました。口も手も疲れているので、これからは早く撮影できるようにならなければ…と思いました。

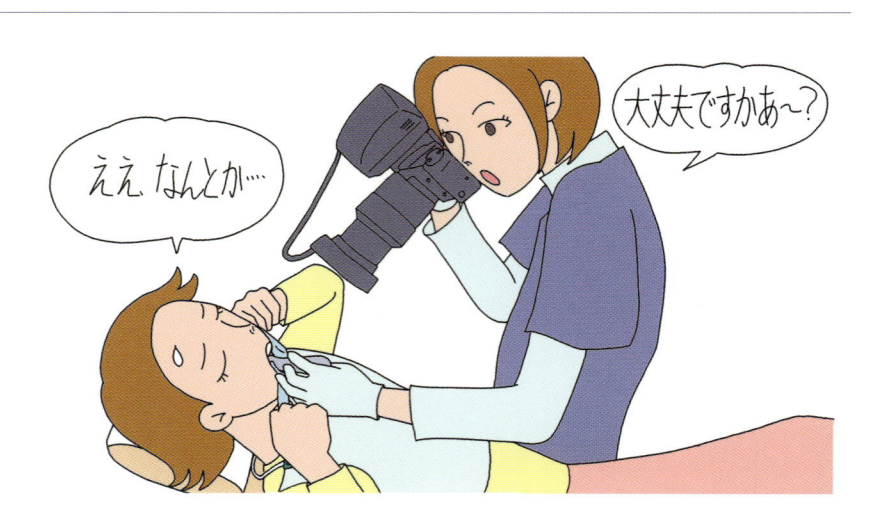

口角鉤の操作って、思ったよりも難しいです

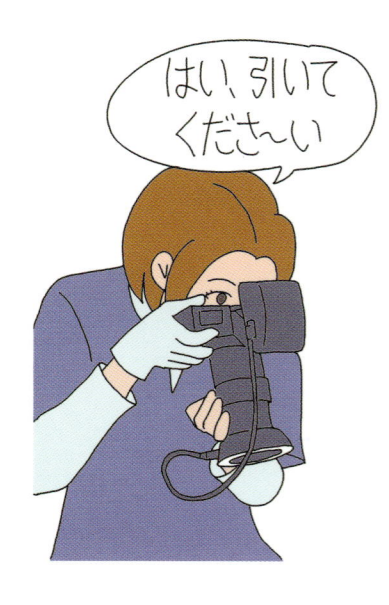

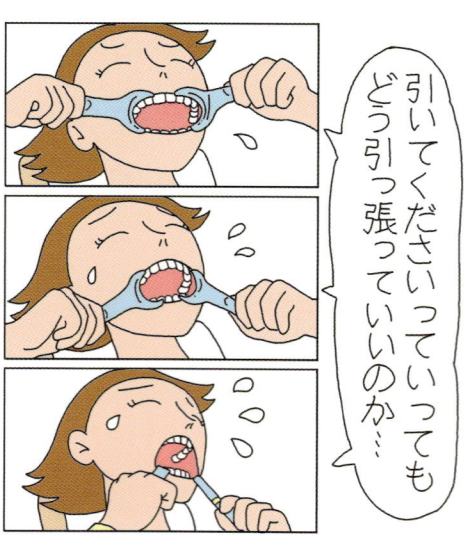

口角鉤の操作で、微妙な角度や引きの強さの調整は、口頭で伝えてもらっても、いまいちわかりませんでした。

やっぱり、手を添えて方向や角度を修正してもらったほうが、わかりやすいですね。

これからは、声かけだけではなく、手を添えようと思います。

口角鉤を引いたままで維持するのは、大変ですね

　撮影中、口角鉤を引く力の抜くタイミングがわからず、ずっと引っ張った状態になってしまい、手がすごく疲れることがわかりました。

　これからは撮影間隔を短くしなければと思いましたし、撮影中に撮影者が写真の確認などをするときには、「力を抜いてください」と、力を抜くタイミングを伝えなければならないと思いました。

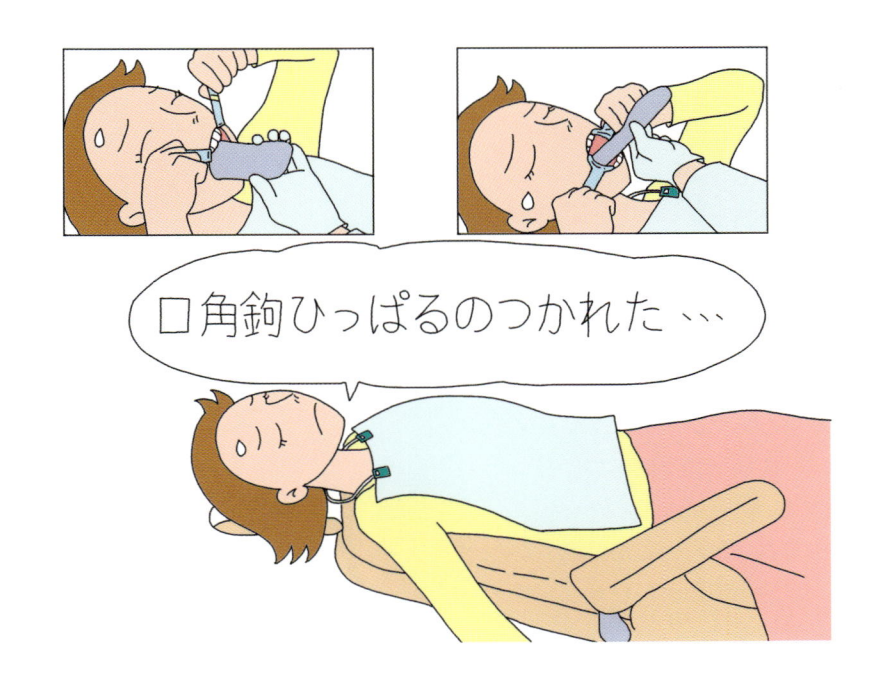

口角鉤ひっぱるのつかれた…

想像以上に口の中って乾燥するのですね

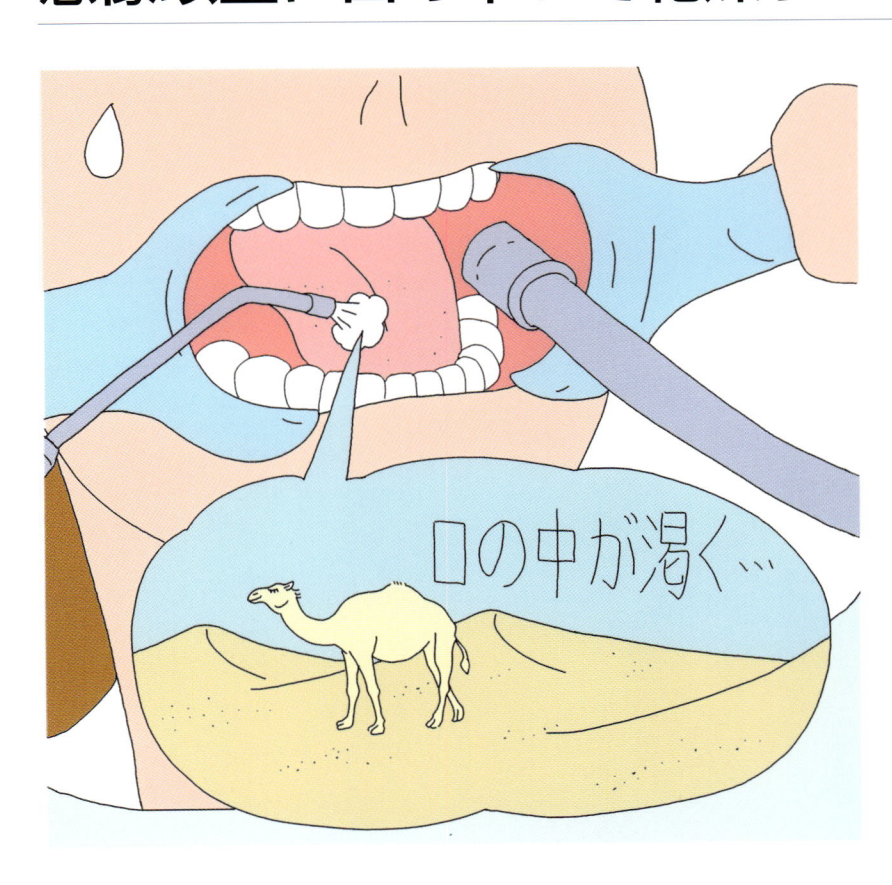

　口腔内が乾燥してくると、想像以上に呼吸がしにくくなることがわかりました。

　また、温めたミラーを入れることで、より乾燥しやすいこともわかりました。

　ミラーを温める必要性はわかっていても、こんなに口の中が乾燥するとは思いませんでした。

　唾液をエアーで乾燥させるばかりでなく、のどや舌にほんのすこし水をかけると楽になるのですね。これからはこういった気配りも必要だと思いました。

口の中が渇く…

患者さんの口のサイズにあったミラーを用意したいです

　口蓋側撮影のためにミラーを立てるとき、ミラーの大きさや形によっては、口がめいいっぱい開いた状態になってしまい、口の力を抜く余裕がなくてつらいことがわかりました。

　また、前歯にミラーの辺縁が当たったり、口唇を巻き込んでしまうのも痛いです。

　患者さんの口にあったサイズのミラーをいくつか用意しておいたほうがいいって、思いました。

　撮影者はきれいに撮影することばかり考えてしまいますが、患者さんは撮影時にしゃべることができないので、十分注意しなければならないと思いました。

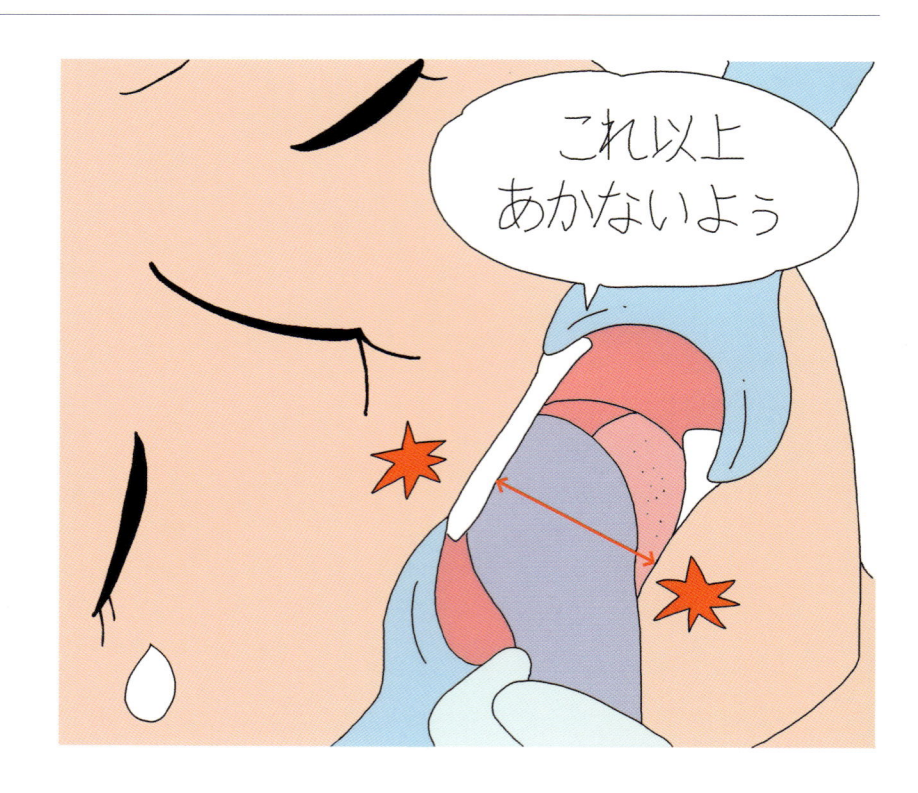

口蓋側の撮影は、呼吸も難しくなるのですね

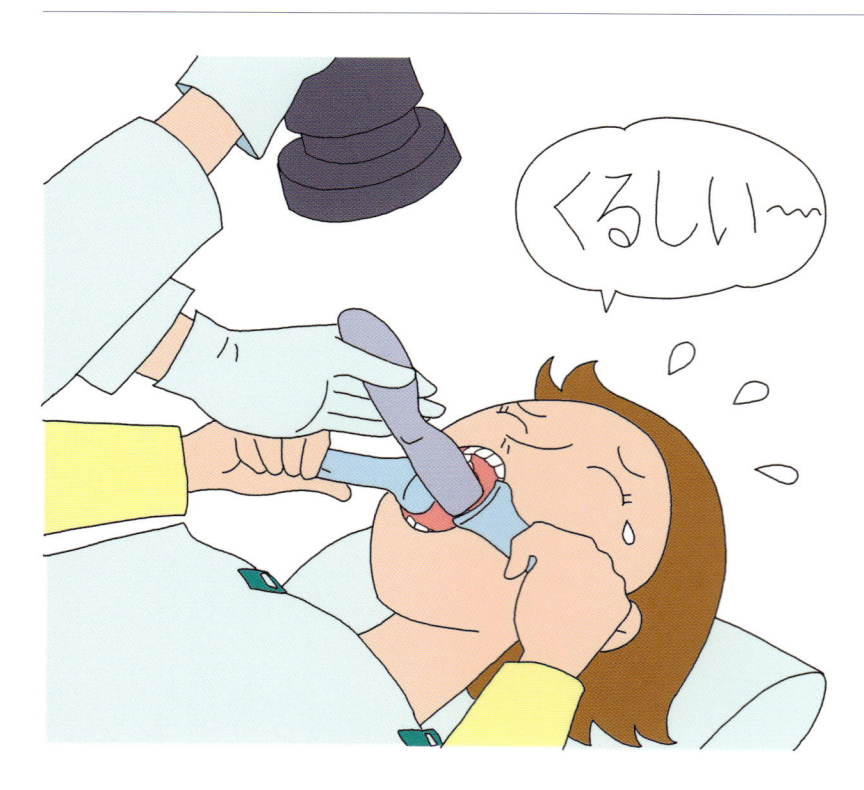

　今まで口蓋側を撮影するとき、呼吸を止めている患者さんに「呼吸は止めなくて大丈夫ですよ」「鼻で呼吸してくださいね」とお伝えしていましたが、実際にチェアが倒れて、口腔内にミラーが入ってしまうと、息苦しく感じることがわかりました。「チェアが倒れると息苦しくなる」という話を以前聞いたことがありましたが、こういうことなんですね。

　私みたいに呼吸が浅くなってしまう方もいるようなので、はやくポジションを決めて撮影しないといけませんね。これまでぜんぜん、気がつきませんでした。

ミラーの抜き取り方にも配慮が必要ですね

　側方面観の写真を撮影し終わった後、ミラーを口腔内から抜き取るとき、ミラーが歯にカチカチ当たるのは、思ったよりも不快に感じました。

　これまで私が撮影していたときは、写真を撮り終わり緊張が少しゆるむので何気なく取り除いていましたが、実際にはこんなふうに患者さんは感じていたんだなぁと気づきました。反省です。

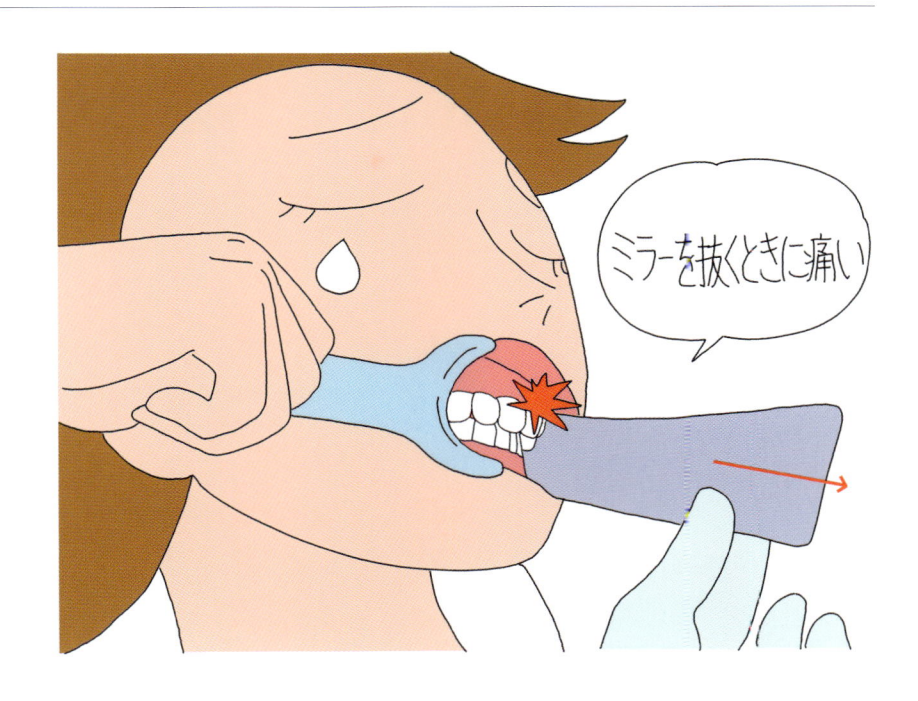

「ミラーを抜くときに痛い」

撮影が終わったら、1枚でいいから見せてほしいです

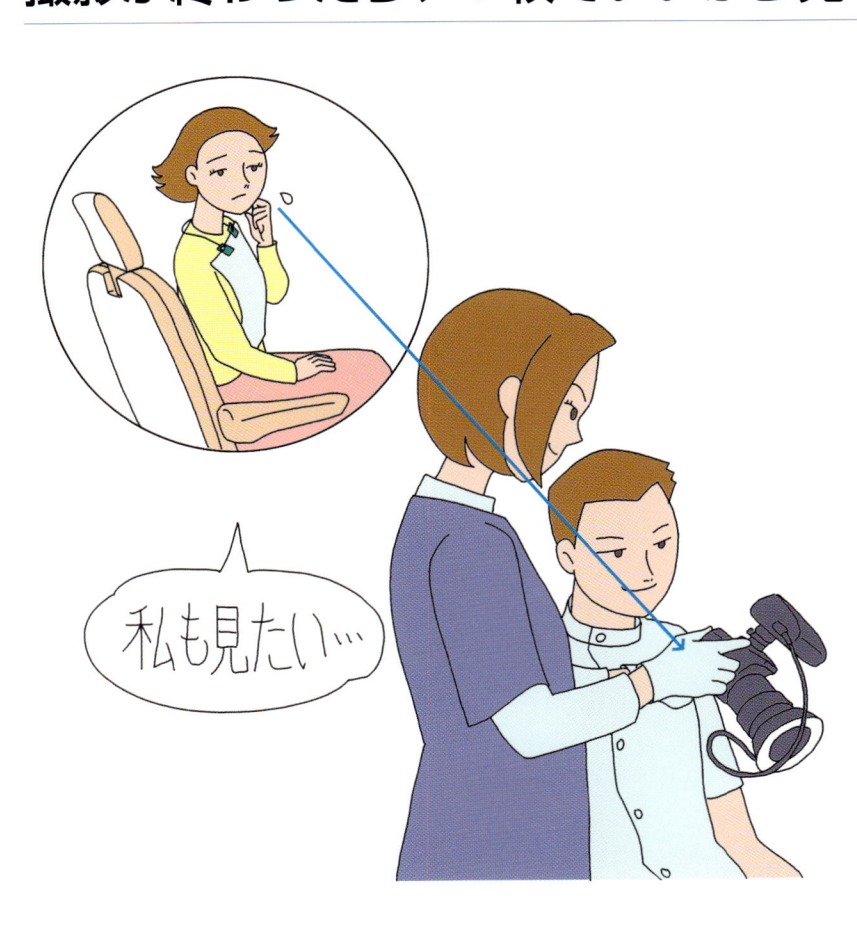

「私も見たいぃ」

　自分の写真がどんなふうに撮れているのか、やっぱり気になるものですね。

　撮影が終わったら、1枚でいいからデジタルカメラのモニタから見てみたいと思いました。

　ちょっとした気遣いですが、これからは患者さんにお見せするようにします。

口腔内写真は、どんなタイミングで撮影すればいいのでしょうか？

　口腔内写真を撮影するタイミングは、各歯科医院の診療の流れの中で決めておきます。

　たとえば、初診時に撮影することで、歯科医療が介入する前の状態をしっかりと記録することができます。そしてブラッシング指導や歯周基本治療後に規格写真を撮影することで、初診時と比較して介入の効果がどれくらいであったのか、比較することが可能になります。

　その後は、歯周外科処置時や補綴物装着時など治療のステップにあわせて撮影したり、メインテナンスに来院されたときに撮影するなど、撮影するタイミングを決めておくと、気づかずに見落としている変化を発見することにつながります（図8）。

　規格写真の撮影や確認によって、変化に気づく目を持つことが大切です。

図8 診療の流れの中で、どこで撮影するか、決めておきましょう

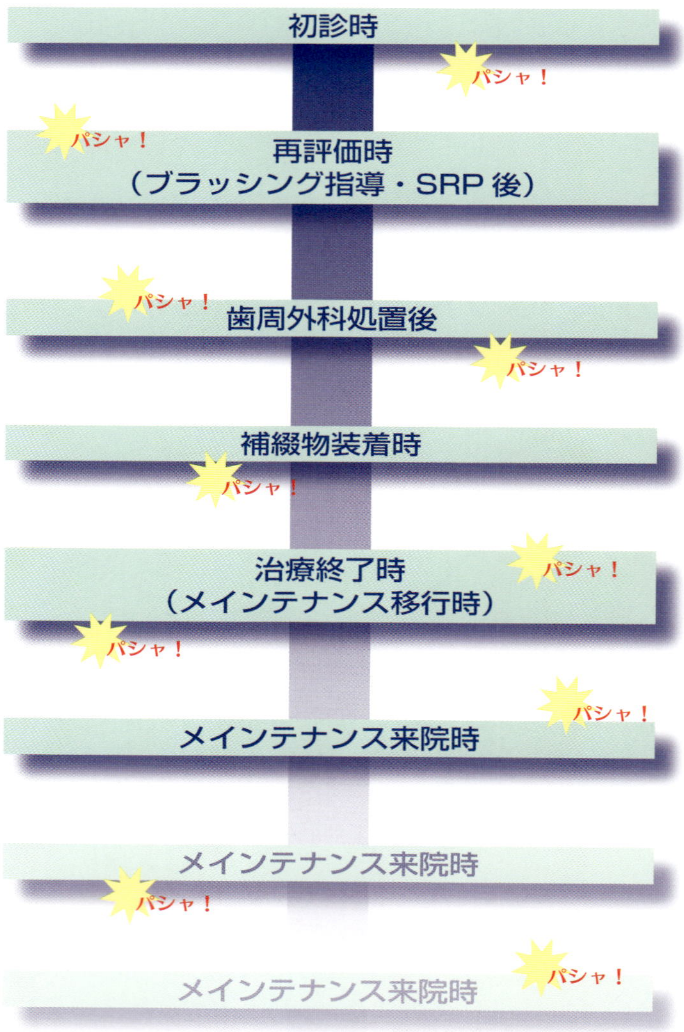

- 初診時　パシャ！
- 再評価時（ブラッシング指導・SRP後）　パシャ！
- 歯周外科処置後　パシャ！
- 補綴物装着時　パシャ！
- 治療終了時（メインテナンス移行時）　パシャ！
- メインテナンス来院時　パシャ！
- メインテナンス来院時　パシャ！
- メインテナンス来院時　パシャ！

その他、口腔内をよく観察し、変化を感じたときはいつでも撮影することが大切です。

口腔内写真の撮影手順

　本書では、2つの撮影手順を解説します。

　口腔内写真の撮影手順は、診療室でのユニットの配置や、撮影者の身長、撮影しやすいポジションなどの違いによって、必ずしもみな同じように撮影できるわけではありません。

　ゆえに、本書で紹介する方法以外にも、患者さんに負担をかけることなく、そして撮影者にも負担のかからない撮影方法があれば、積極的に導入してみるのもよいでしょう。

撮影前のアドバイス

お湯の準備は万全ですか？

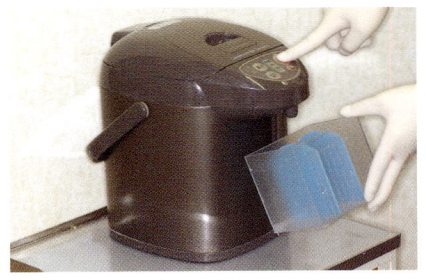

お湯はミラーの曇り止めに必要なほか、唾液や汚れなどをぬぐいとる役割もあります。

ミラーの準備は大丈夫ですか？

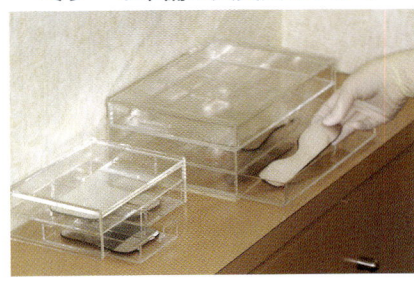

撮影枚数・口腔の大きさによって使用するミラーは異なります。患者さんにあったミラーを準備しましょう

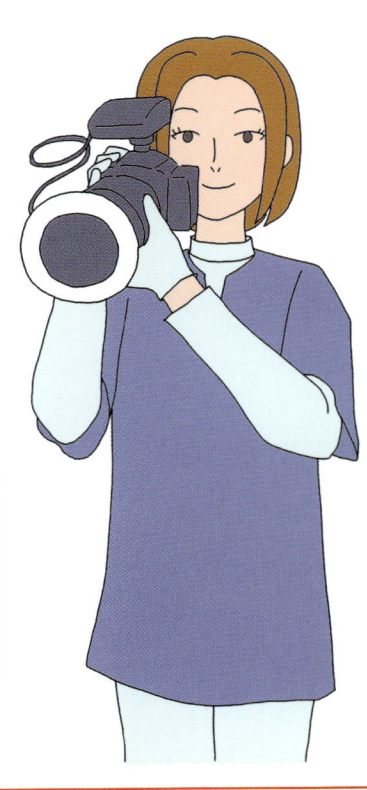

フィルム＆メモリは十分ですか？

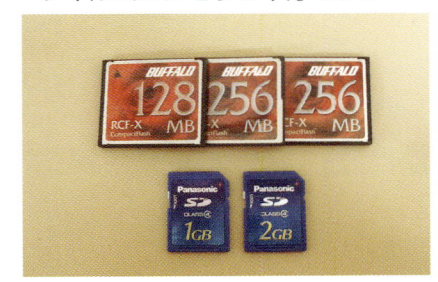

撮影中に取り替えたりすると、時間の無駄になります。

充電は十分ですか？

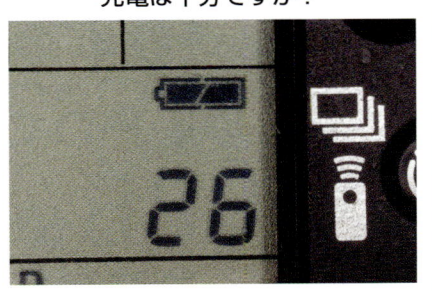

充電が不十分で、フラッシュがつかないときもあります。残量のチェックを！

撮影方法①　撮影者が移動しながら撮影する方法

撮影方法①のポイント

◇ここでは13枚の写真（☞13ページ）の撮影法を紹介します。
◇2〜3枚ずつ、撮影しやすいポジションに撮影者が移動しながら撮影します。
◇撮影ポジションを替えるときにミラーの交換や汚れの除去を行います。
◇撮影者の移動中は、患者さんに休んでいただくことができます。
◇撮影を始める前に、簡単に説明を行います。
　「これからお口の中の写真を撮ります。鏡や口唇（くちびる）が邪魔しないように、（口角鉤を見せながら）口唇（くちびる）を引っ張る道具を使いますので、持つのをお手伝いしてくださいね」と声かけをしてからスタートします。

※撮影方法その①は、断りがない限り、以下のカメラで撮影しています。
　カメラ：Nikon D100　　レンズ：Tamron SP AF90mm F/2.8 MACRO1:1
　ストロボ：Nikon スピードライト SB-29s（M1/4発光）

撮影の流れの一覧

撮影方法①は、術者が移動して撮影することがポイントです！

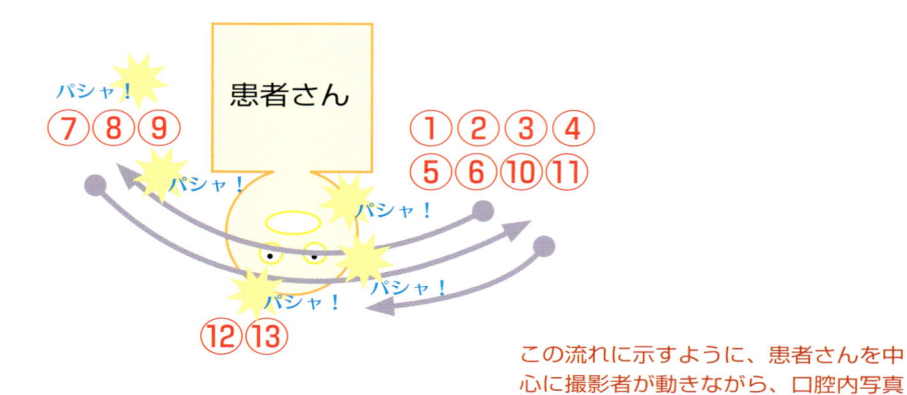

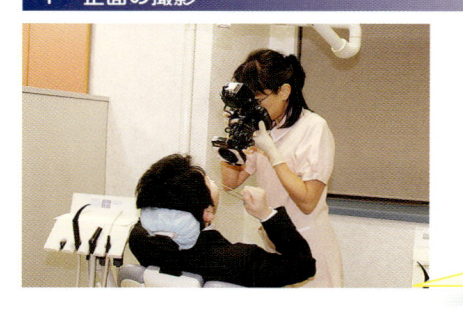

この流れに示すように、患者さんを中心に撮影者が動きながら、口腔内写真を撮影します。

1　正面の撮影

正面の写真を撮ります。
顔を少し右に向けてください。
両方の奥歯でしっかり噛んでください。
フラッシュがまぶしいので目は閉じていてください。

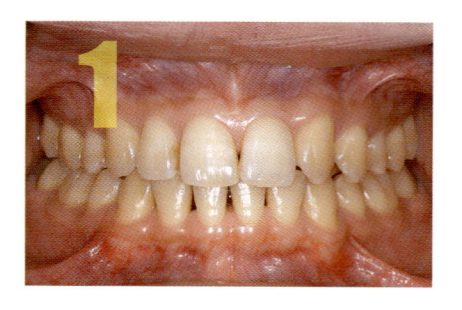

撮影時のセッティング	
撮影方法	直接撮影
撮影倍率	1：2.8
ポジション	7時
チェアの設定	起こした状態
顔の向き	やや右向き
口角鉤	やや前方に膨らます
咬合状態	中心咬合位

2&3 上下顎前歯の撮影

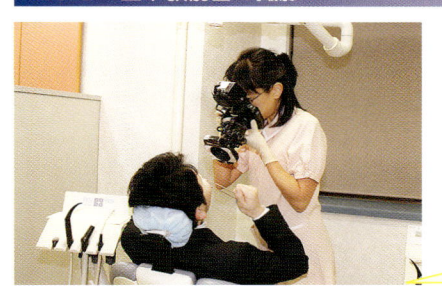

前歯の写真を撮影します。
お口を少しあけて、口角鉤を
上顎：少し上に引き上げてください
下顎：少し下に引き下げてください。

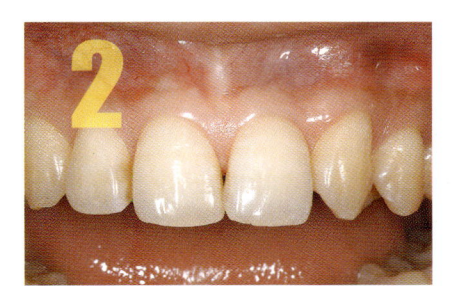

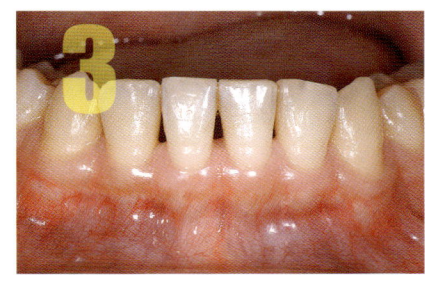

撮影時のセッティング

撮影方法　直接撮影
撮影倍率　1：1.8
ポジション　7時
チェアの設定　起こした状態
顔の向き　やや右向き
口角鉤　＜上顎＞上に引き上げてもらい、横に引く力を弱めてもらう　＜下顎＞下に引き下げてもらい、横に引く力を弱めてもらう
咬合状態　軽く開口

患者さん……休憩 TIME！

・いったん患者さんはお口を閉じて休憩。
・次の撮影（左側頬側）のために、チェアを斜めに傾ける。
・頬側用ミラーの準備

撮影者……急いで次の撮影準備！

4 左側頬側面の撮影

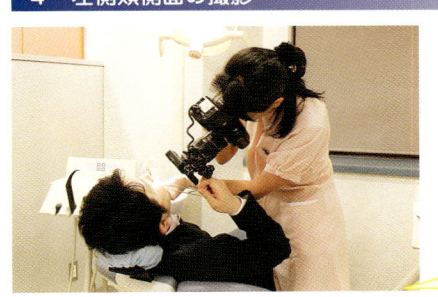

左外側の写真を撮影します。
右手で引っ張らないように軽く（口角鉤を）お持ち下さい。
顔をまっすぐにして下さい。
（ミラーを入れたら）両方の奥歯でしっかり噛んで下さい。

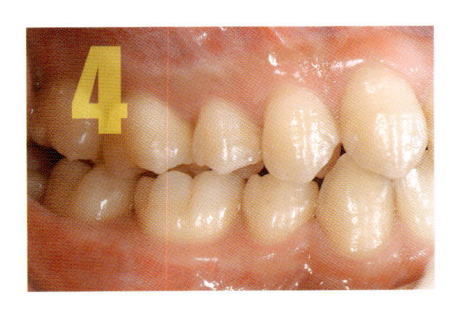

撮影時のセッティング

撮影方法　ミラー撮影
撮影倍率　1：1.8
ポジション　7時
チェアの設定　30〜45度
顔の向き　正面
口角鉤　右側に軽く入れる
咬合状態　中心咬合位

63

5&6 右側口蓋側・右側舌側面の撮影

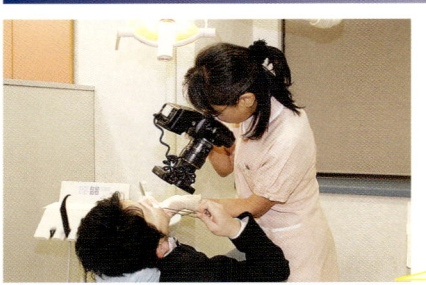

右内側の写真を撮影します。
痛くない程度に口角鈎を強く引いて下さい。
大きくお口を開いて下さい。

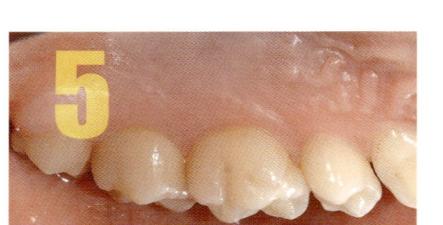

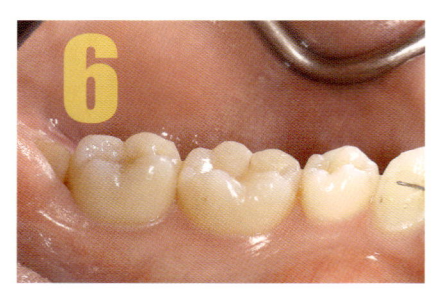

撮影時のセッティング

撮影方法	ミラー撮影
撮影倍率	1：1.8
ポジション	7時
チェアの設定	30〜45度
顔の向き	やや右向き
口角鈎	右側を強く引く
咬合状態	大きく開口

患者さん……休憩 TIME！

- いったん患者さんはお口を閉じて休憩。
- 次の撮影（右側頬側、左側舌・口蓋側）のため、ミラーを温めなおし、汚れを除去する。
- チェアの角度変更なし。
- 4時のポジションに移動する。

撮影者……急いで次の撮影準備！

7 右側頬側の撮影

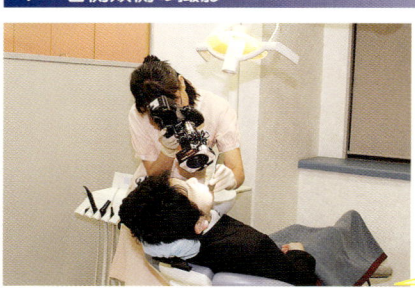

右外側の写真を撮影します。
左手で引っ張らないように軽く（口角鈎を）お持ち下さい。
（ミラーを入れたら）両方の奥歯でしっかり噛んでください。

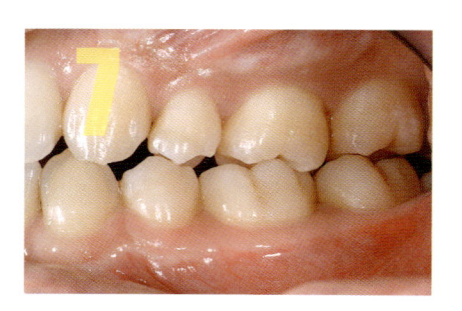

撮影時のセッティング

撮影方法	ミラー撮影
撮影倍率	1：1.8
ポジション	4時
チェアの設定	30〜45度
顔の向き	正面
口角鈎	左側に軽く入れる
咬合状態	中心咬合位

2．さぁ、臨床現場で口腔内写真を撮影してみよう

8 & 9　左側口蓋側・左側舌側面の撮影

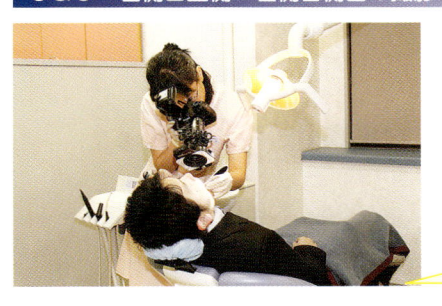

左内側の写真を撮ります。
痛くない程度強く引いて下さい。
大きくお口を開いて下さい。

撮影時のセッティング

撮影方法	ミラー撮影
撮影倍率	1：1.8
ポジション	4時
チェアの設定	30〜45度
顔の向き	正面
口角鉤	左側を強く引く
咬合状態	大きく開口

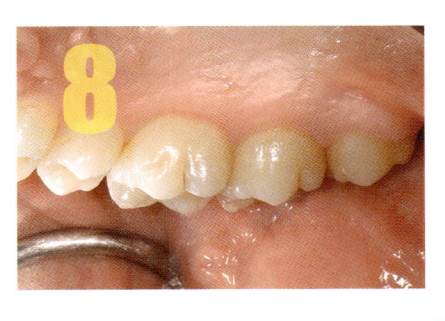

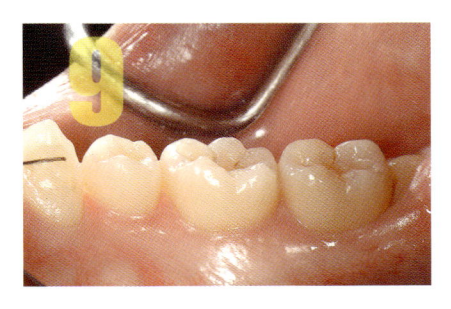

患者さん……休憩 TIME！

- いったん患者さんはお口を閉じて休憩。
- 次の撮影（下顎前歯舌側面・咬合面）のため、咬合面ミラーの準備をする。
- 口角鉤を2本準備する。
- 7時のポジションに移動する。

撮影者……急いで次の撮影準備！

10 & 11　下顎前歯舌側面・下顎前歯咬合面の撮影

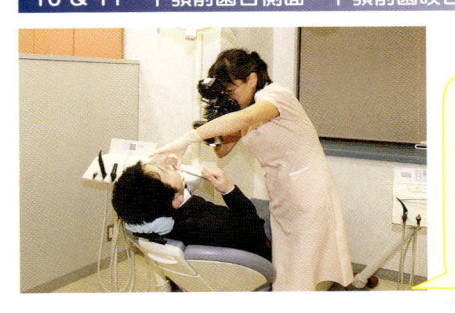

下の前歯内側の写真を撮影します。
両手で口角鉤を持ち、下唇を軽く引き下げてください。

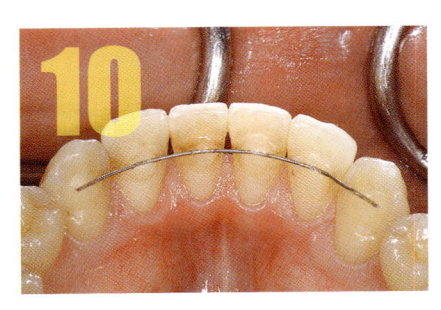

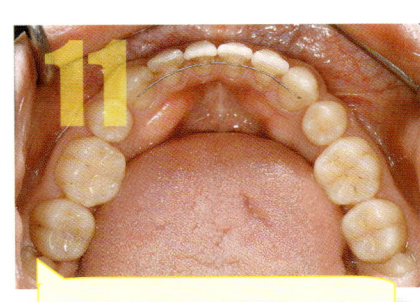

下の歯の噛む面を撮影します。
大きな鏡が入ります。大きめにお口を開いてください。

撮影時のセッティング（10）

撮影方法	ミラー撮影
撮影倍率	1：1.8
ポジション	7時
チェアの設定	30〜45度
顔の向き	正面
口角鉤	下唇を軽く斜めに
咬合状態	大きく開口

撮影時のセッティング（11）

撮影方法	ミラー撮影
撮影倍率	1：2.8
ポジション	7時
チェアの設定	30〜45度
顔の向き	正面
口角鉤	下唇を軽く斜めに
咬合状態	大きく開口

患者さん……休憩 TIME！

- いったん患者さんはお口を閉じて休憩。
- 次の撮影（上顎咬合面観）のため、ユニットを水平位に傾ける。
- ミラーの汚れを除去する。
- 12時のポジションに移動する。

撮影者……急いで次の撮影準備！

12 & 13 上顎前歯口蓋側面・上顎前歯咬合面の撮影

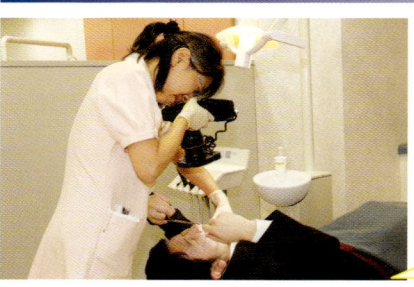

上の歯の噛む面を撮影します。
上唇を軽く引き上げてください。

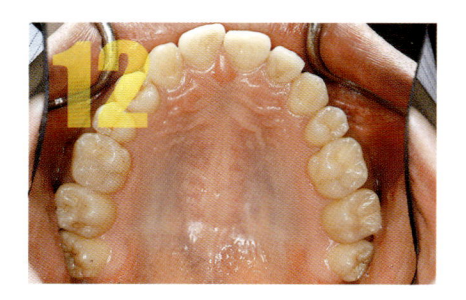

撮影時のセッティング

撮影方法	ミラー撮影
撮影倍率	1：2.8
ポジション	12時
チェアの設定	水平
顔の向き	正面
口角鉤	上唇を軽く斜め上に
咬合状態	大きく開口

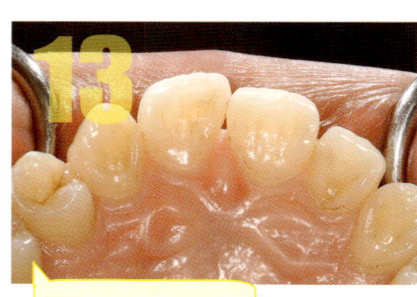

上の前歯内側の写真を撮影します。
これで終了です。

撮影時のセッティング

撮影方法	ミラー撮影
撮影倍率	1：1.8
ポジション	12時
チェアの設定	水平
顔の向き	正面
口角鉤	上唇を軽く斜め上に
咬合状態	大きく開口

撮影終了　13枚法の写真が撮影できました

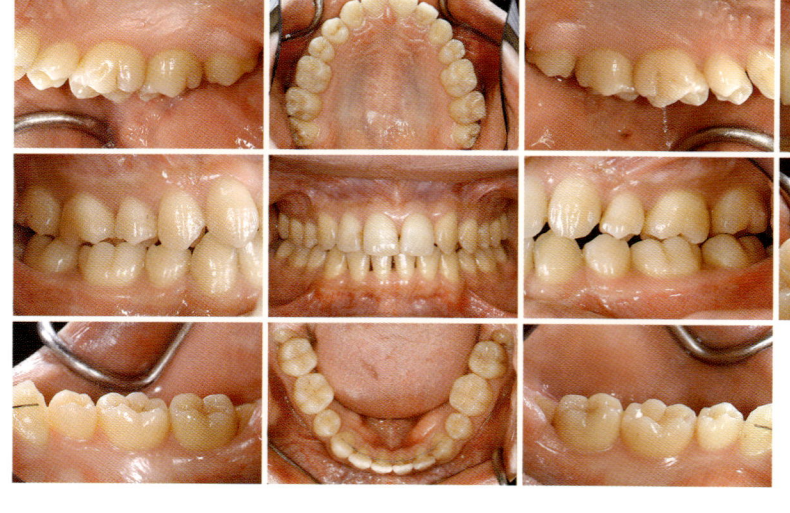

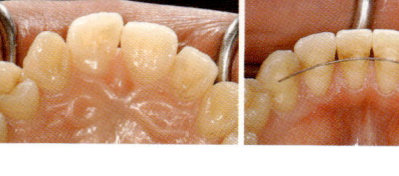

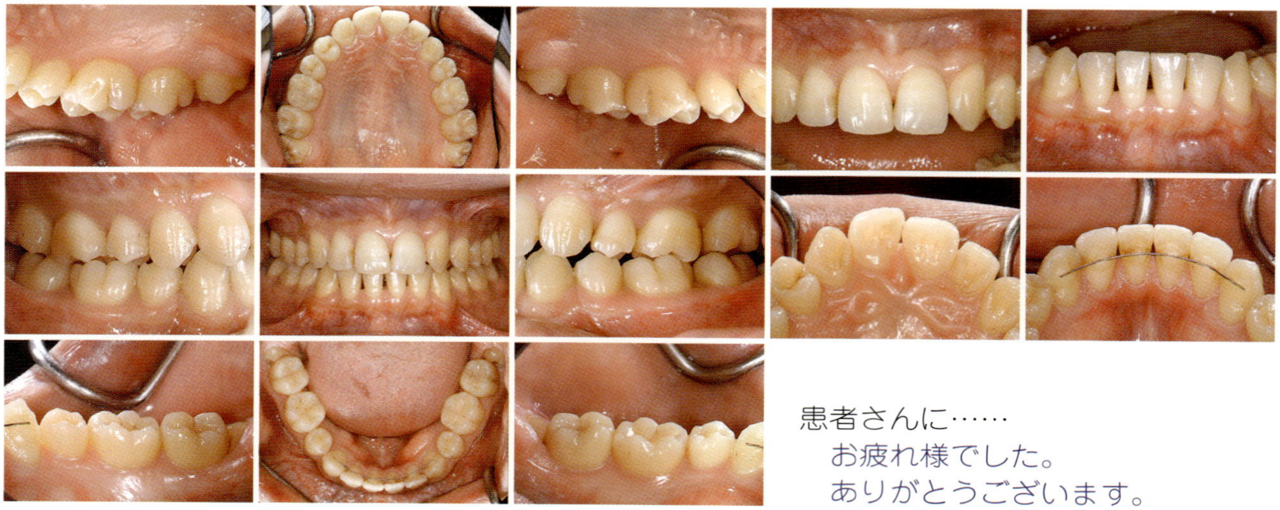

患者さんに……
お疲れ様でした。
ありがとうございます。

撮影方法②　撮影者が移動しないで撮影する方法

撮影方法②のポイント

◇ここでは12枚の写真（☞12ページ）の撮影法を紹介します。
◇撮影者のポジショニングは変わらず、患者さんのお顔を傾けて頂いたり、カメラを構える角度を変えたりして撮影を行う方法です。
◇撮影前の患者さんへの声かけは必ず行いましょう。
　「今からお口の中の写真を12枚撮影します。鏡では見ることのできない部分や、現状を記録として残しておきたいので撮影します。撮影中、つらかったら教えてください」など、簡単な説明をしてスタートしましょう。

※撮影方法その②は、断りがない限り、以下のカメラで撮影しています。
カメラ：PENTAX IST D　　レンズ：Tamron SP AF90mm F/2.8 MACRO1:1
ストロボ：PENTAX FIFI 40C

撮影の流れの一覧

撮影方法②は、術者は移動せず、カメラの入る向きや患者さんの顔の向きをかえて撮影することがポイントです！

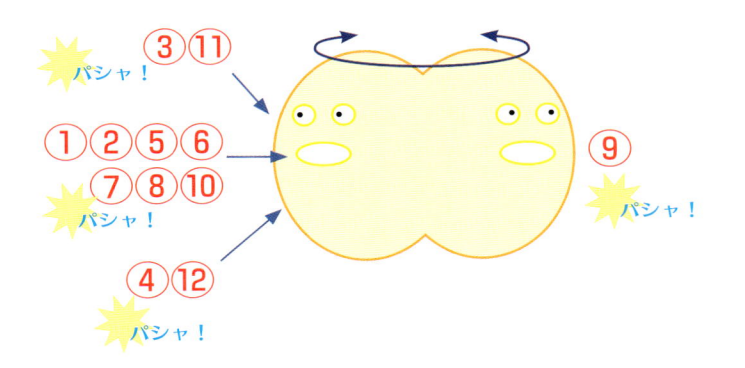

撮影者は常に同じ位置に立ち、患者さんに顔を傾けてもらいながら撮影します。

1　正面の撮影

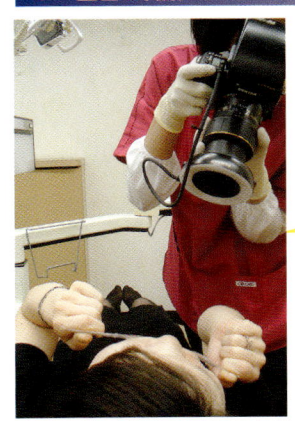

口の中を撮影するときは、かなりカメラが近づきます。
フラッシュがまぶしく感じると思いますので、目は閉じていたほうがいいかもしれません。

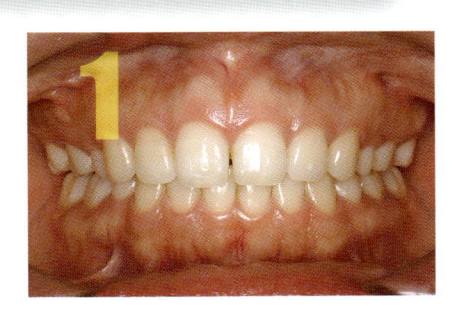

撮影時のセッティング

撮影方法	直接撮影
撮影倍率	1：2.8
ポジション	7時
チェアの設定	140度程度
顔の向き	やや右向き
口角鉤	真横に引いてもらう
咬合状態	中心咬合位

2 前歯部拡大写真の撮影

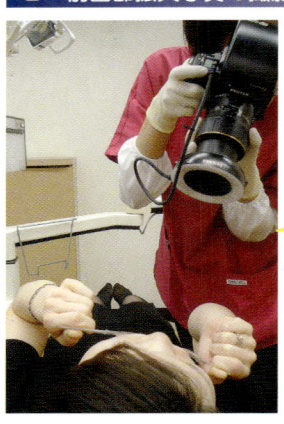

もう1枚倍率変えて撮影します。

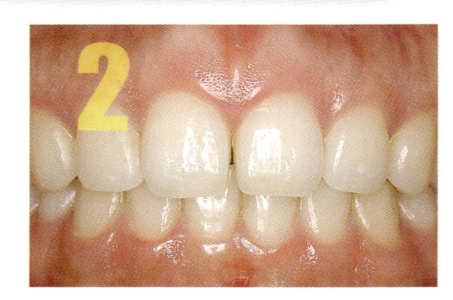

撮影時のセッティング

撮影方法	直接撮影
撮影倍率	1：1.8
ポジション	7時
チェアの設定	140度程度
顔の向き	やや右向き
口角鉤	真横に引いてもらう
咬合状態	中心咬合位

患者さん……休憩 TIME！

- 少し口角鉤を引く力を抜いて、楽にしてもらう。
- 次に使うミラーをお湯から出して、舌・口蓋側の撮影準備をしてから、口腔内エアー乾燥をする。

撮影者……急いで次の撮影準備！

3 上顎前歯口蓋側の撮影

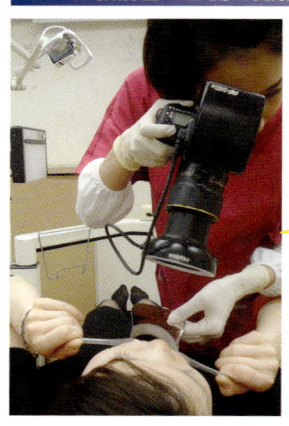

次からの数枚は、口の中の内側を撮ります。（口角鉤を）引く力を弱めて、お口を大きく開けてください。

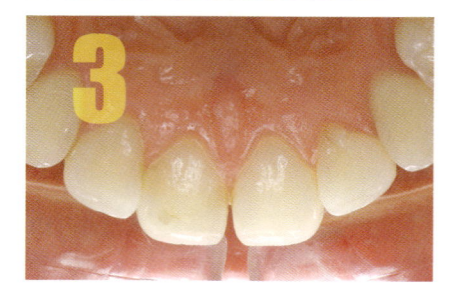

撮影時のセッティング

撮影方法	ミラー撮影
撮影倍率	1：1.8
ポジション	7時
チェアの設定	140度程度
顔の向き	やや右向き
口角鉤	若干上唇を持ち上げて、ゆるめに横に引いてもらう
咬合状態	大きく開口

4　下顎前歯舌側の撮影

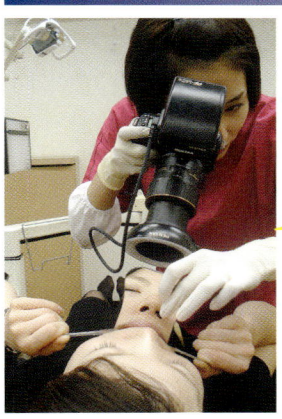

次、下の前歯の裏を撮影します。そのままお口を大きく開けていて下さい。

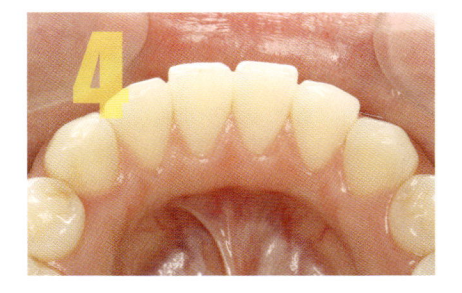

撮影時のセッティング
撮影方法　ミラー撮影
撮影倍率　1：1.8
ポジション　7時
チェアの設定　140度程度
顔の向き　やや右上向き
口角鈎　若干下唇を引き下げて、ゆるめに横に引いてもらう
咬合状態　大きく開口

5　右側口蓋側面の撮影

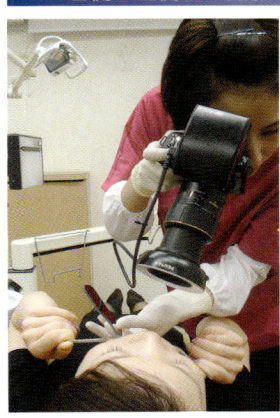

次に奥歯の内側を撮ります。そのまま大きくお口を開けたままでいてください。

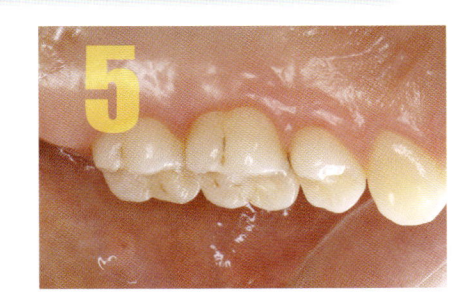

撮影時のセッティング
撮影方法　ミラー撮影
撮影倍率　1：1.8
ポジション　7時
チェアの設定　140度程度
顔の向き　やや右向き
口角鈎　ゆるく上下均等に横に引いてもらう
咬合状態　大きく開口

6　左側口蓋側面の撮影

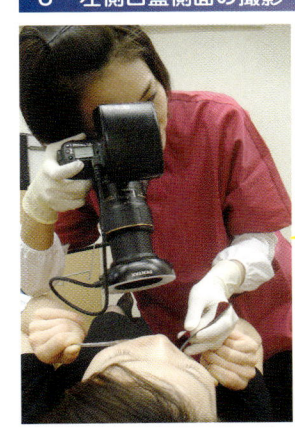

少しお顔を右側に傾けて下さい。反対側を撮ります。

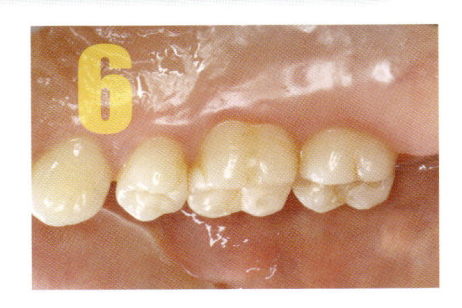

撮影時のセッティング
撮影方法　ミラー撮影
撮影倍率　1：1.8
ポジション　7時
チェアの設定　140度程度
顔の向き　右向き
口角鈎　ゆるく上下均等に横に引いてもらう
咬合状態　大きく開口

69

7 左側舌側面の撮影

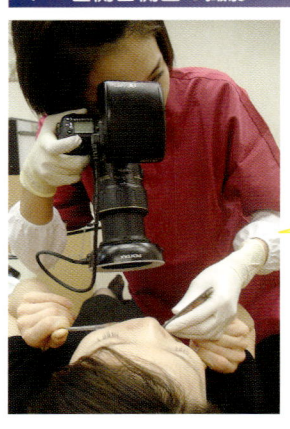

次に下の奥歯を撮ります。
舌を鏡で押さえますので、舌の力を抜いて、リラックスしてください。

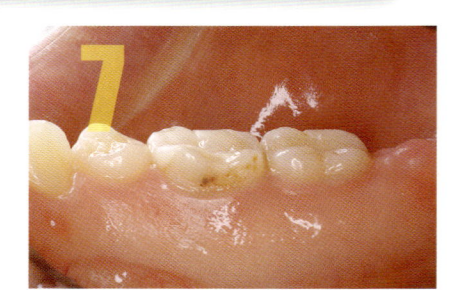

撮影時のセッティング

撮影方法	ミラー撮影
撮影倍率	1：1.8
ポジション	7時
チェアの設定	140度程度
顔の向き	右向き
口角鈎	ゆるく上下均等に横に引いてもらう
咬合状態	大きく開口

8 右側舌側面の撮影

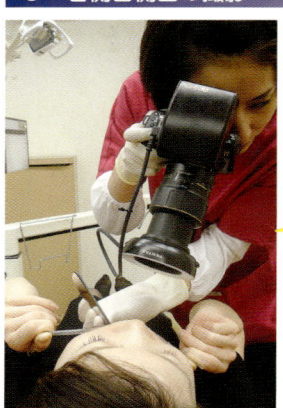

もう1枚、反対側です。
ちょっと苦しいですよ。
がんばってくださいね。

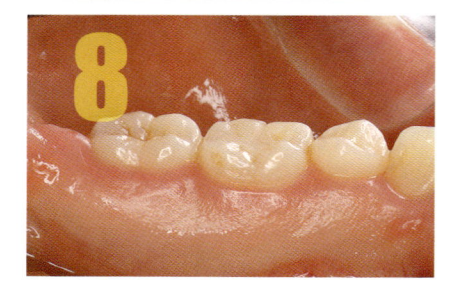

撮影時のセッティング

撮影方法	ミラー撮影
撮影倍率	1：1.8
ポジション	7時
チェアの設定	140度程度
顔の向き	やや右向き
口角鈎	ゆるく上下均等に横に引いてもらう
咬合状態	大きく開口

患者さん……休憩 TIME！

・ミラーを交換するので、患者さんに少し休憩をしてもらう。
・左側の口角鈎をはずします。

撮影者……急いで次の撮影準備！

2．さぁ、臨床現場で口腔内写真を撮影してみよう

9　左側頬側面の撮影

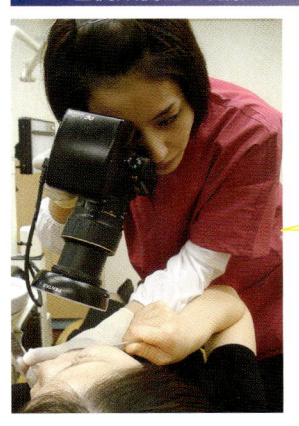

左手だけ少し休憩です。
お顔左に傾けて下さい。
鏡が頬側に入ります。
しっかり奥歯で噛みあわせてくださいね。

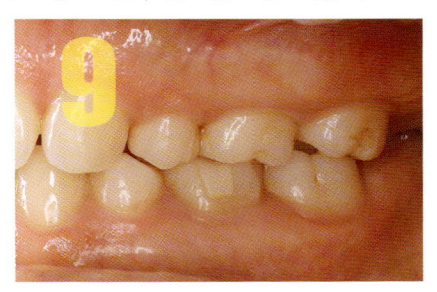

※写真は反転してマウントします。

撮影時のセッティング

撮影方法	ミラー撮影
撮影倍率	1：1.8
ポジション	7時
チェアの設定	140度程度
顔の向き	やや左向き
口角鈎	右手のみ軽く引く
咬合状態	中心咬合位

10　右側頬側面の撮影

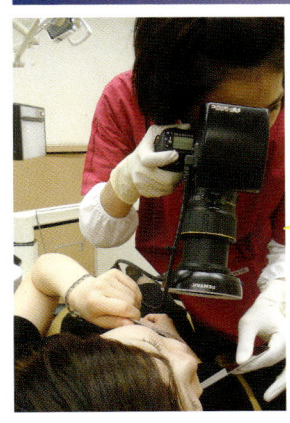

次は右手が休憩です。
右に思いっきりお顔を傾けて、また奥歯でしっかり噛みあわせてください。

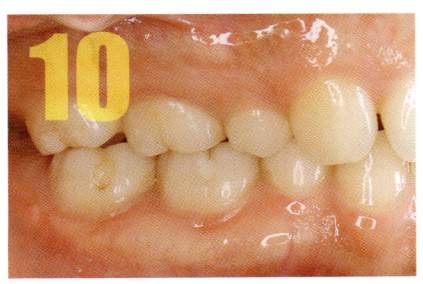

※写真は反転してマウントします。

撮影時のセッティング

撮影方法	ミラー撮影
撮影倍率	1：1.8
ポジション	7時
チェアの設定	140度程度
顔の向き	大きく右向き
口角鈎	左手のみ軽く引く
咬合状態	中心咬合位

患者さん……休憩 TIME ！

・口角鈎とミラー交換のため、患者さんに休憩してもらう。
・このとき、患者さんに「思ったよりも大変ですよね。あと2枚ですから、がんばりましょう」など声かけをするとよいでしょう。

撮影者……急いで次の撮影準備！

だれでもバッチリ撮れる！　口腔内写真撮影

11　上顎咬合面の撮影

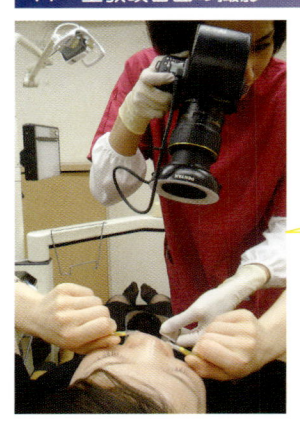

噛む面を撮影しますので、また口を大きく開けましょう。

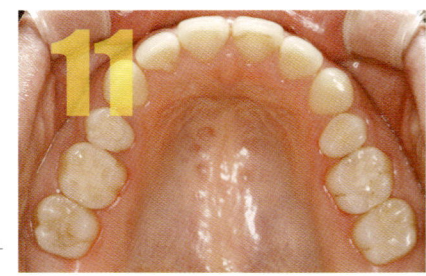

※この患者さんは 4|4 欠損なので 5 3|3 5 に口角鉤を位置づけています。

撮影時のセッティング

撮影方法	ミラー撮影
撮影倍率	1：2.8
ポジション	7時
チェアの設定	140度程度
顔の向き	やや右向き
口角鉤	小さな口角鉤を上唇に引っ掛け（4＋4付近がベスト）、引き上げてもらう
咬合状態	大きく開口

12　下顎咬合面の撮影

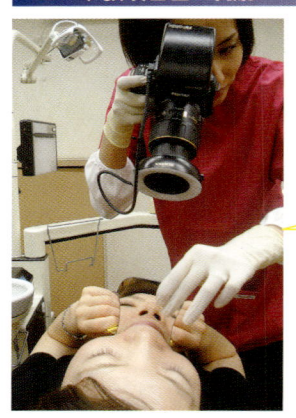

これで最後です。
上を向いて、大きくお口を開けましょう。

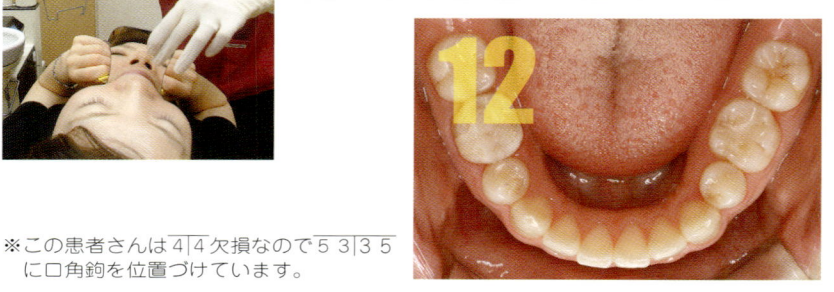

※この患者さんは 4|4 欠損なので 5 3|3 5 に口角鉤を位置づけています。

撮影時のセッティング

撮影方法	ミラー撮影
撮影倍率	1：2.8
ポジション	7時
チェアの設定	140度程度
顔の向き	やや右上向き
口角鉤	小さな口角鉤を下唇に引っ掛け（4＋4付近がベスト）、引き下げてもらう
咬合状態	大きく開口

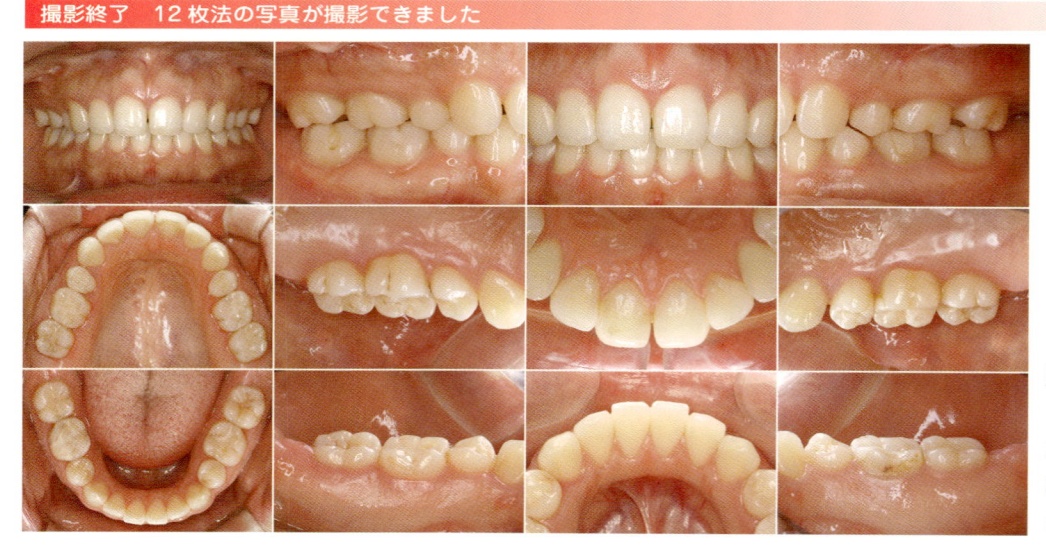

撮影終了　12枚法の写真が撮影できました

患者さんに……

お疲れ様でした。
ありがとうございます。

撮影を円滑に進めるアドバイス
～著者の経験から～

撮影の順番を覚えましょう

患者さんを前にして緊張してしまい、次にどこを撮影するか忘れてしまわないように、順番は必ず覚えておきます。

撮影場所がわかっていれば、ポジション、撮影の倍率も一緒に記憶することができると思います。

メモを見ながらでは時間がかかり、患者さんに迷惑がかかります。自分にとっても重たいカメラを持っての撮影です。短時間で終わらせるように心がけましょう。

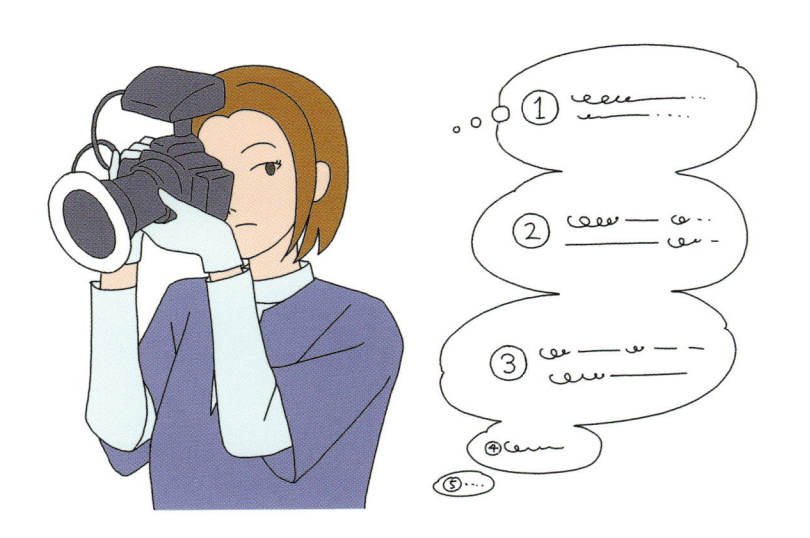

患者さんの表情を観察しながら撮影しましょう

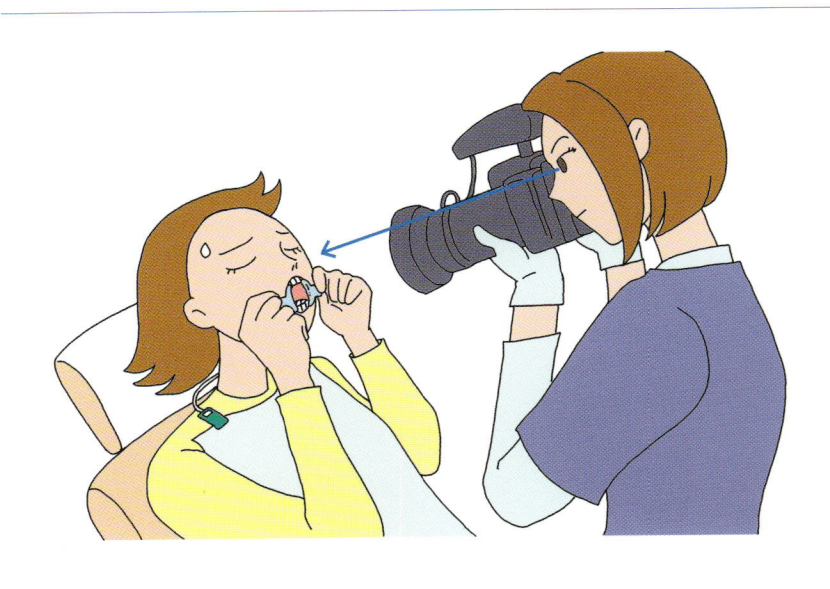

口腔内を観察することに専念してしまうと、患者さんの存在を忘れてしまいます。撮影時も左目を開けて、常に患者さんの表情を観察しながら、不快感を示していないか、苦しそうにしていないかをキャッチします。不快感があるように感じたら、いつもより多く声掛けをします。また撮影した写真は必ず見てもうことで、撮影した目的が伝わり、次回の撮影に協力してくださることにつなげます。

1部位1枚を確実に撮影しましょう

デジタルカメラは、撮影直後に写した写真が確認できるため、何枚も取り直しをしている光景を目にします。

撮影時間が長くなるだけでなく、患者さんの不信感にもつながるため、1枚に集中して撮影することが、上達のポイントだと思います。

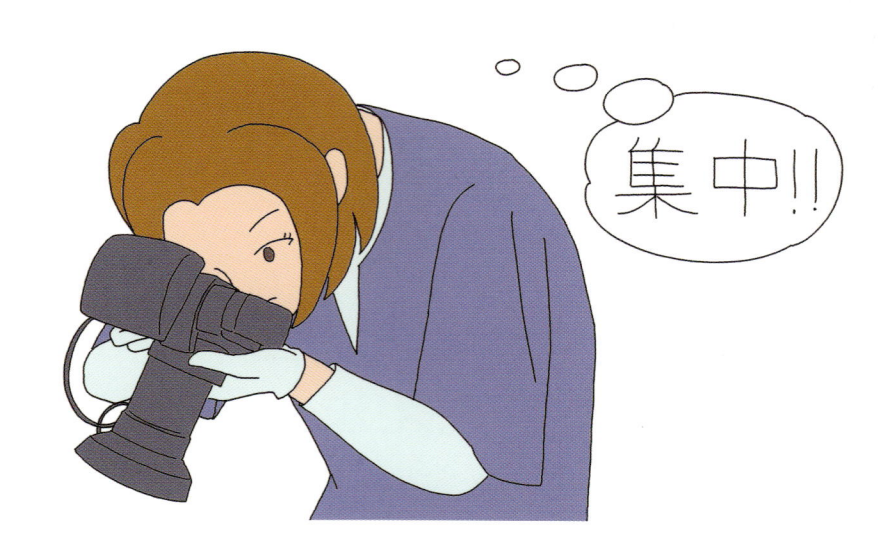

集中!!

ミラーを把持する手はグローブをしましょう

撮影時には、グローブを装着してミラーを操作しましょう。

グローブをせずに撮影を行うと、ミラーに自分の指紋が付着してしまい、肝心なところが見えない、ということも起こりえます。これでは、将来的に重要なポイントの比較ができないという、致命的な問題が生じます。

せっかく患者さんに協力いただいたにもかかわらず、目的が果たせないのは、患者さんに失礼以外の何者でもありません。「自分が起こしたつまらない原因で再撮影」は、絶対に避けなければならないのです（そんな歯科衛生士臨床は悲しすぎます）。

また、患者さんの中には素手で医療器材を扱うことに、嫌悪感を抱く方もいらっしゃいます。

ミラー操作にはグローブは必須、と心に留めておきましょう。

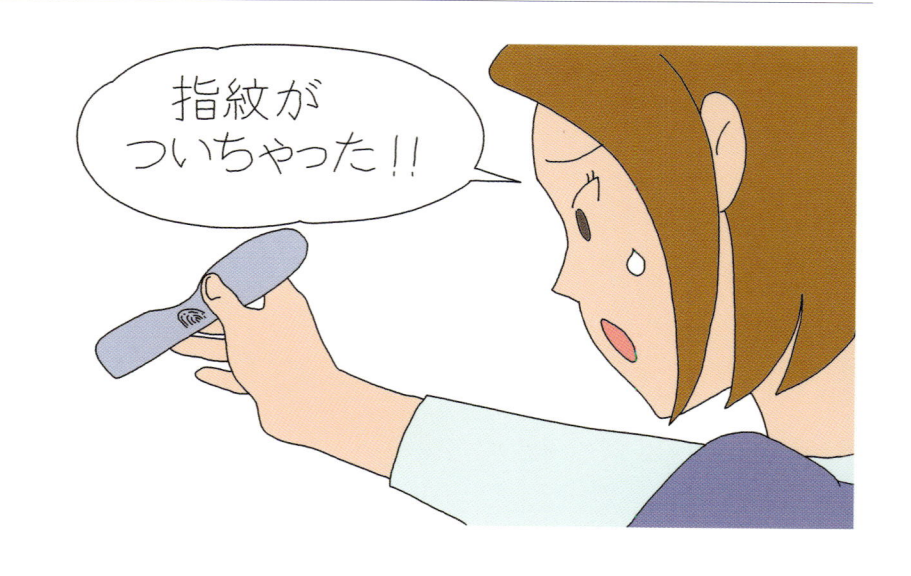

指紋がついちゃった!!

3

ちょっと変？
よくある失敗写真から学ぼう

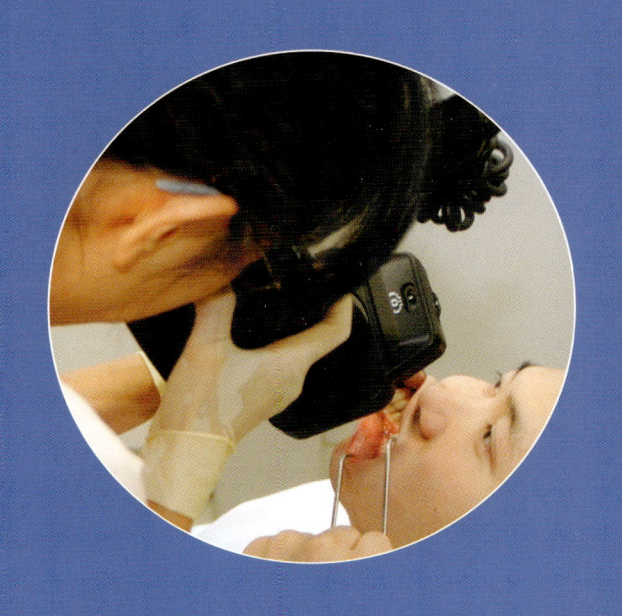

どうしてうまく撮影できないの？
問題点の発見と対策を考えよう

実際に撮影すると、なかなか思うように口腔内写真が撮れません。
そこで、口腔内写真をバッチリ撮るために、20枚の写真の問題点を探して、その対策についてかんがえましょう。

前歯部　うまく撮影できないのはなぜ？

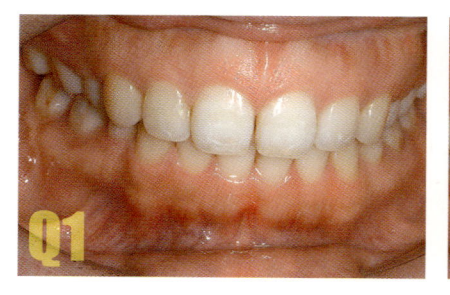

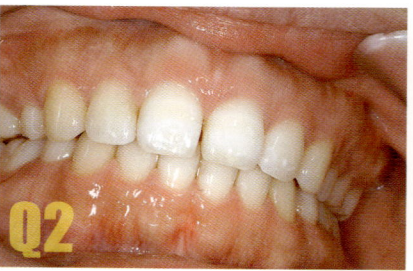

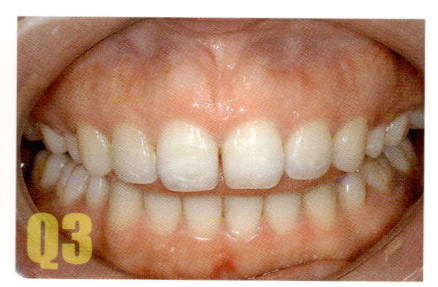

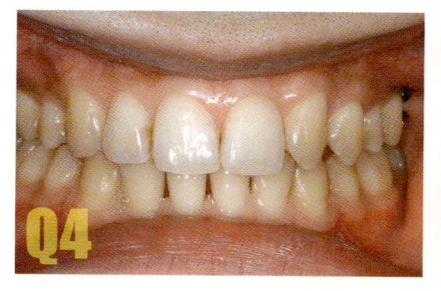

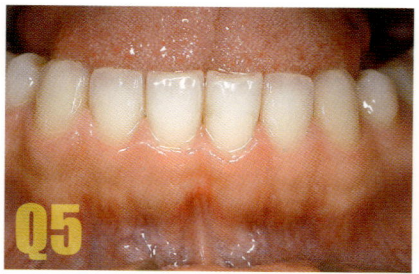

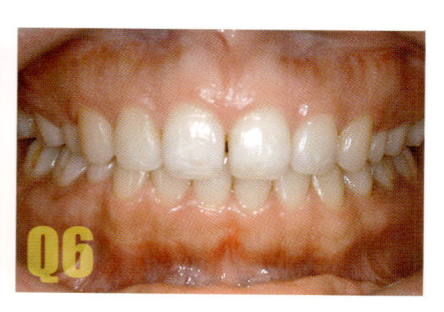

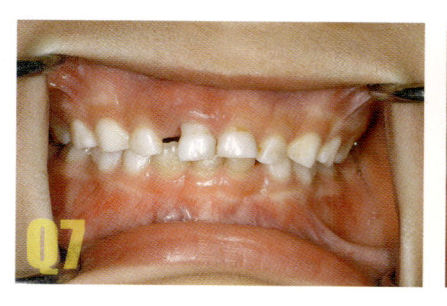

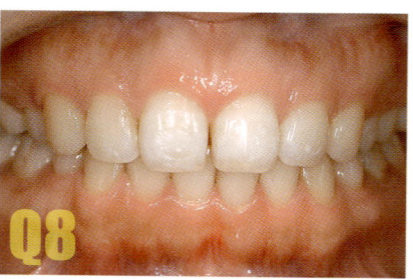

前歯部の口腔内写真でよくみかける、失敗例です。
どこがどう失敗なのでしょう？
どうしてこんな写真になってしまったのでしょう？
以下から原因と対策を考えて見ましょう。

76

3. ちょっと変？ よくある失敗写真から学ぼう

Q1&Q2の問題点の発見と対策

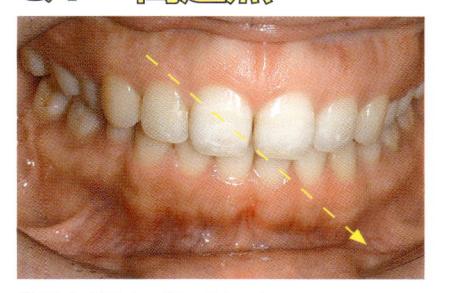

Q1の問題点は？
①正中が左にずれている。
②咬合平面が下向きに歪んでいる。

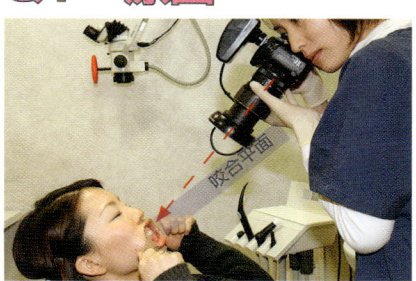

Q1の原因は？
①咬合平面に対し、上から撮影されている（身長の高い撮影者の場合、この角度になりやすい）。
②患者さんに対し左側から撮影されている。

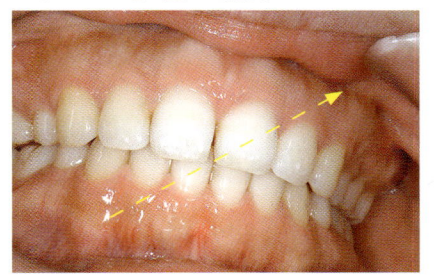

Q2の問題点は？
①咬合平面が右下がりに傾いている。
②咬合平面が上向きに歪んでいる。

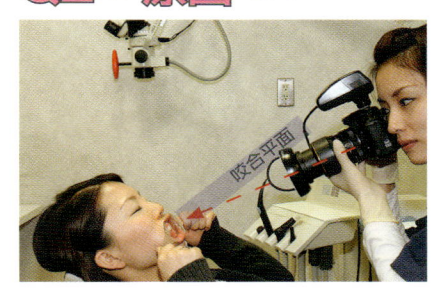

Q2の原因は？
①咬合平面に対し、下から撮影されている（身長の低い撮影者の場合この角度になりやすい）。
②シャッターを押すときに、カメラを傾けてしまう。

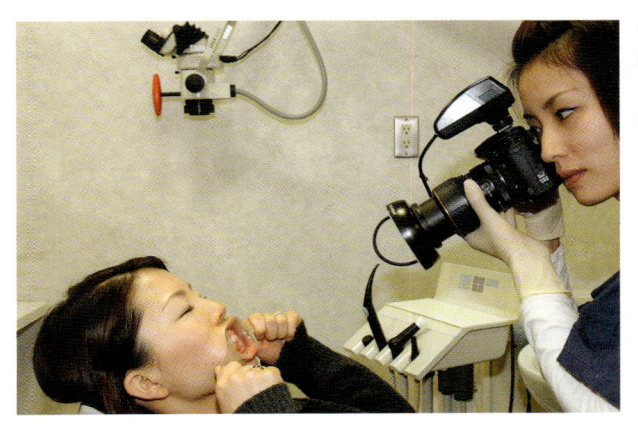

Q1 & Q2 の対策
①咬合平面に対し、カメラを平行に構える。
②患者さんの顔の正面にカメラがくるように、チェアーの高さを調整する。
③顔の角度を「少し右を向いてください」「顎を引いてください」「上を向いてください」のよう患者さんに指示する。

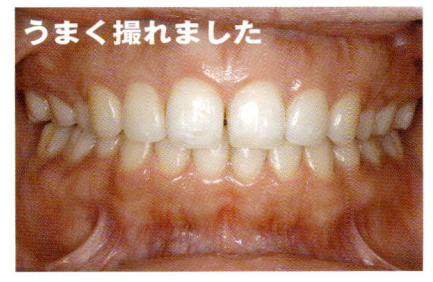

うまく撮れました

正面観撮影法の詳細は☞P16参照

77

Q3の問題点の発見と対策

Q3の問題点は？

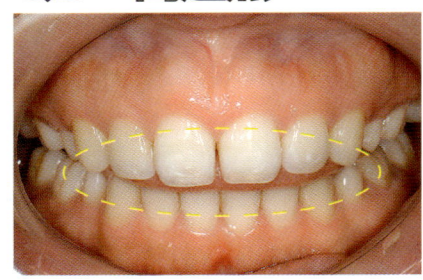

①噛みあっていない。
②前歯舌側に舌を押しつけている。

Q3の原因は？

①口角鉤を強く引きすぎて、口が開いてしまう。
②患者さんに対する声掛けの不足。

Q3の対策

①口角鉤をゆるめに引いてもらう。
②奥歯で噛み、舌を後ろに下げるように指示をする。

Q4の問題点の発見と対策

Q4の問題点は？

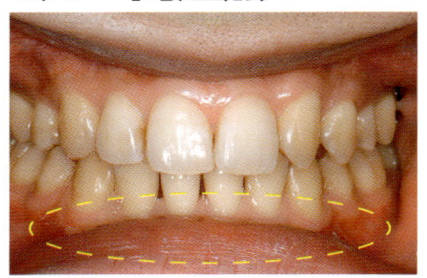

①口唇が歯頸部を覆っている。

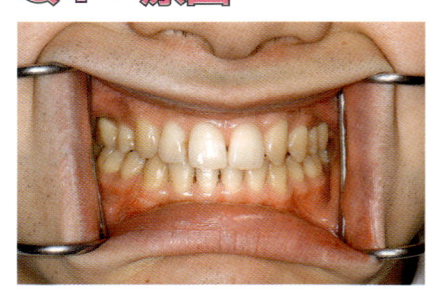

Q4の原因は？

①口角鉤を後ろに強く引きすぎている。
②患者さんに対する声掛けの不足。

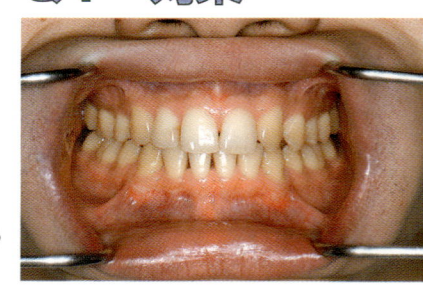

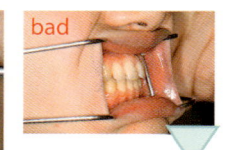

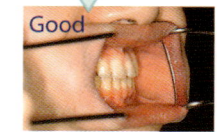

Q4の対策

①口角鉤を唇を膨らますように、少し前に引いてもらう。

bad
Good

Q5の問題点の発見と対策

Q5の問題点は？

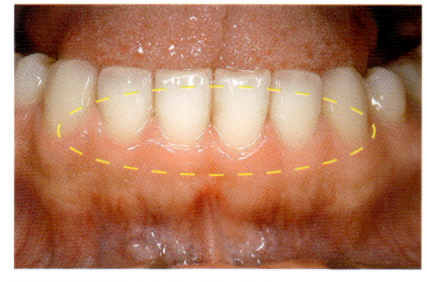

①唾液が除去されていない。

Q5の原因は？

①唾液の吸引と歯頸部や歯肉へのエアーによる乾燥不足。
②舌側に舌を当てているため、乾燥できない。

Q5の対策

①舌を後ろに下げてもらう。
②唾液を吸引してから、エアーで乾燥する。

3. ちょっと変？　よくある失敗写真から学ぼう

Q6の問題点の発見と対策

Q6の問題点は？

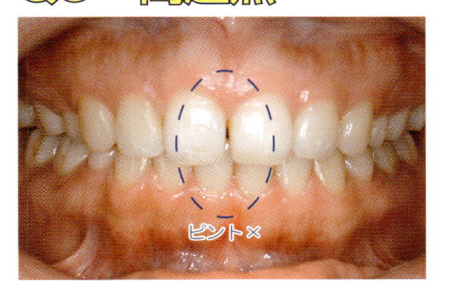

①ピントが前歯にあっていない。

Q6の原因は？
①臼歯部を見ながらピントを合わせている。
②シャッターを押す瞬間に動いてしまう（ぶれている）。

Q6の対策
①カメラをしっかり保持して、中切歯にピントを合わせる（☞ピント合わせの練習P90）。

Q7の問題点の発見と対策

Q7の問題点は？

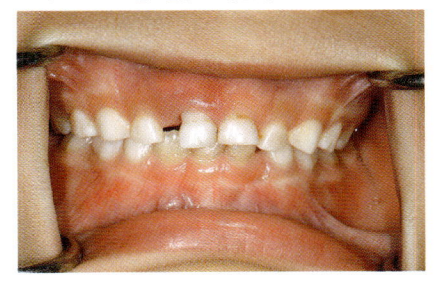

①口腔外が写っている。

Q7の原因は？
①撮影倍率が間違っている。
②歯列が小さいため、余分なところが写ってしまう。

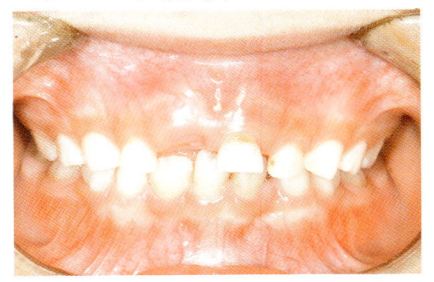

Q7の対策

①撮影倍率の確認。
②小児のように小さい歯列の場合は、通常の撮影倍率（1：2.8）より1：2.5のように、狭い範囲が写るように撮影倍率を調整する。

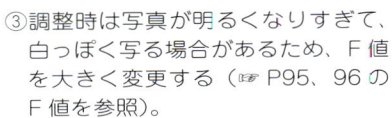

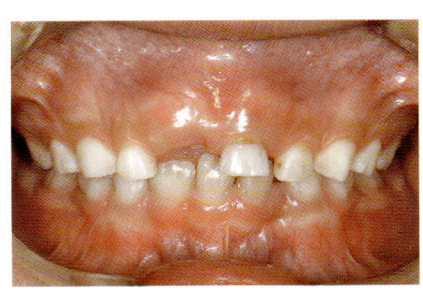

③調整時は写真が明るくなりすぎて、白っぽく写る場合があるため、F値を大きく変更する（☞P95、96のF値を参照）。

Q8の問題点の発見と対策

Q8の**問題点**は？

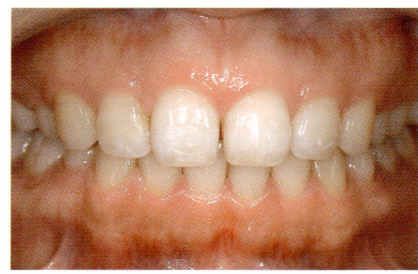

①臼歯部が切れている。

Q8の**原因**は？
①撮影倍率が間違っている。
②歯列が大きいため、通常の規格では入りきれない。

Q8の**対策**
①歯列が大きい場合は、撮影倍率を1：3のように広範囲が入るように調整する。
②調整時は写真が暗くなることがあるため、F値を小さく変更する（☞ P95、96のF値を参照）。

- 正面観撮影時のポイントは、患者さんに持ってもらう口角鈎の引き具合にあります。

- 正面観撮影後に続くミラー面観の撮影が苦痛にならないように、患者さんに不快感を与えず、適切な指示を行って、短時間で撮影するように心がけることが大切です。

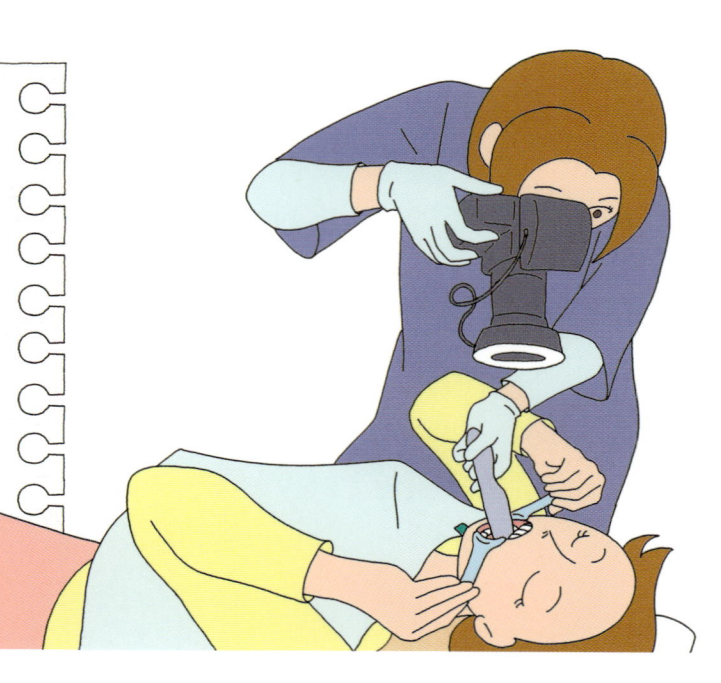

咬合面　うまく撮影できないのはなぜ？

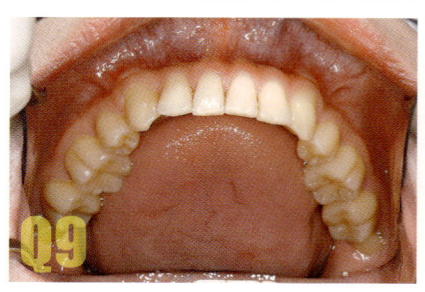

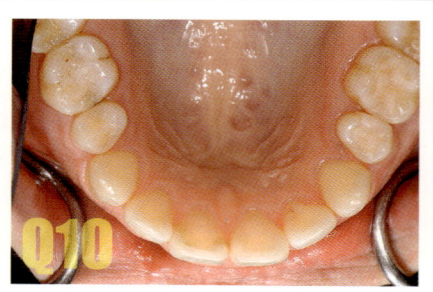

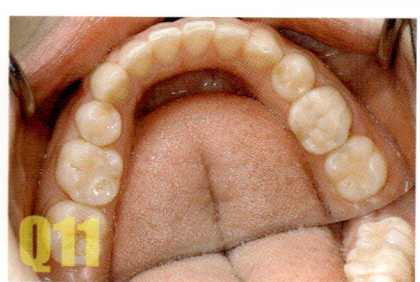

Q9　Q10　Q11

咬合面の口腔内写真でよくみかける、失敗例です。どこがどう失敗なのでしょう？　どうしてこんな写真になってしまったのでしょう？　以下から原因と対策を考えて見ましょう。

3. ちょっと変？ よくある失敗写真から学ぼう

Q9の問題点の発見と対策

Q9の問題点は？

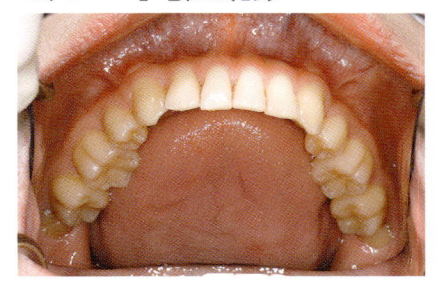

①ミラーの角度が咬合平面に対して浅い。
②咬合面が写っていない。

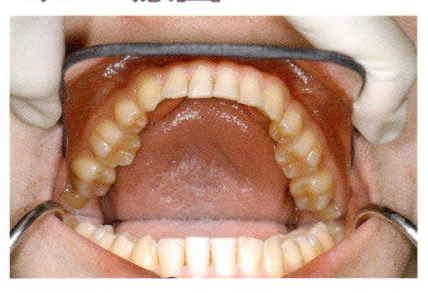

Q9の原因は？

①口の開口量が不足している。
②ミラーを咬合平面に対し起こすように保持できていない。

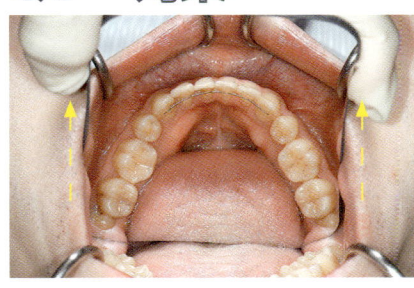

Q9の対策

①ミラーを口腔内に挿入したら、シャッターを押す瞬間にできるだけ大きく開いてもらい、ミラーを垂直におこす。

Q10の問題点の発見と対策

Q10の問題点は？

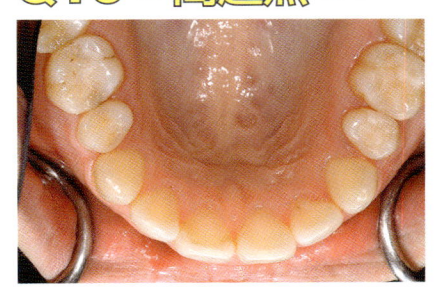

①歯列が切れている。

Q10の原因は？ ①

①撮影倍率が間違っている。
②歯列が大きすぎるため、写真の中に歯列が納まらない。

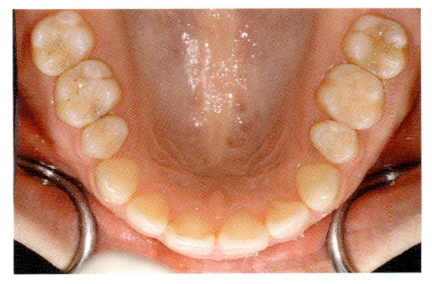

Q10の対策 ①

①倍率を確認する。

Q10の原因は？ ②

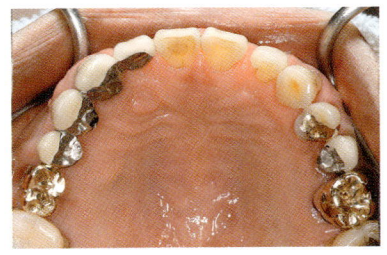

①通常の撮影倍率では歯列が入らない。

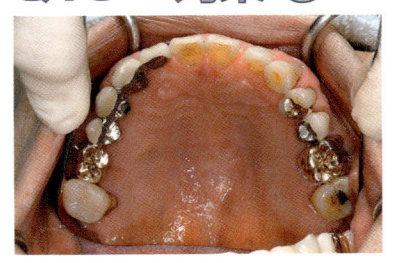

Q10の対策 ②

①大きい歯列の場合は、あらかじめ撮影倍率を1：3.5のように広範囲が入るように調整する。

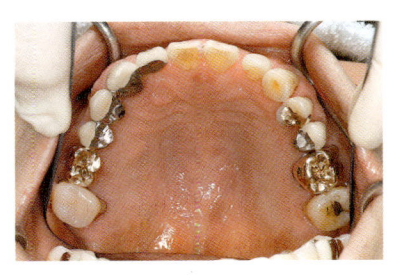

①調整時は写真が暗くなることがあるためF値を小さく変更する（☞P95、96のF値を参照）。
＊口腔外の写りこみは避けられない。

81

だれでもバッチリ撮れる！　口腔内写真撮影

Q 11 の問題点の発見と対策

Q11の 問題点 は？

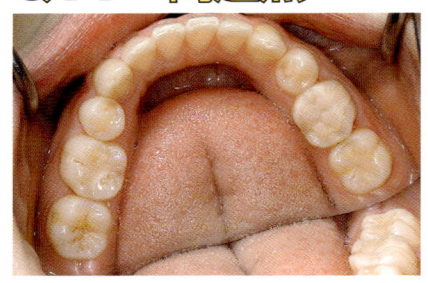

①歯列が傾いている。

Q11の 原因 は？
①ミラーの保持が歪んでいる。
②ミラーに対するカメラの角度が歪んでいる。
③シャッターを押す瞬間にカメラを傾けてしまう

Q11の 対策

まっすぐに見えるようにファインダーから見た咬合面観。

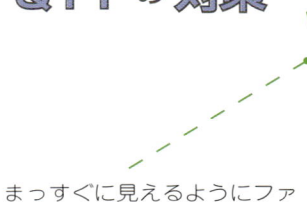

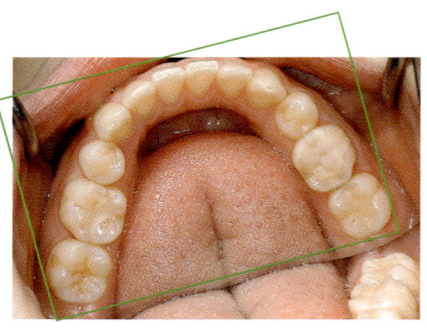

①最後臼歯の位置を確認し、ミラーを左右対称に起こす。
②最後臼歯が $\overline{6|7}$ のように異なるときは注意する。
③ミラー像の中で、正中がまっすぐになるようにカメラの角度を位置づける。
④シャッターを押す時に、カメラを動かさないように注意する。

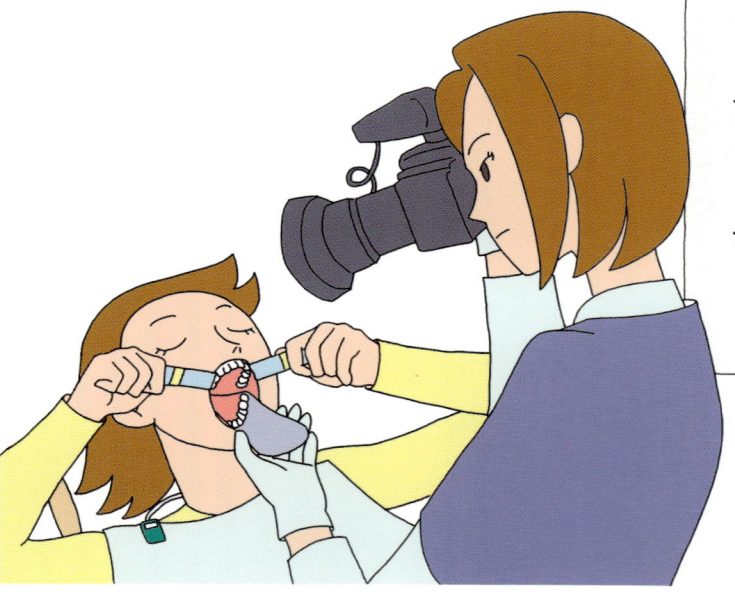

・咬合面観撮影時のポイントは、長時間最大開口のままにならないよう、すばやく撮影することです。

・ピントは、咬合面全体が前歯から臼歯まで鮮明に見えるところを探します。

頬側面　うまく撮影できないのはなぜ？

頬側面の口腔内写真でよくみかける、失敗例です。
どこがどう失敗なのでしょう？
どうしてこんな写真になってしまったのでしょう？
以下から原因と対策を考えて見ましょう。

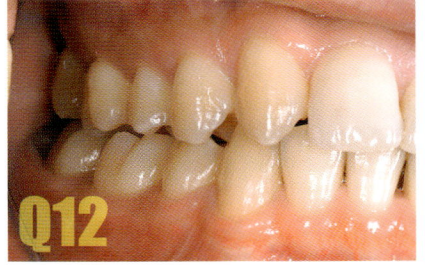

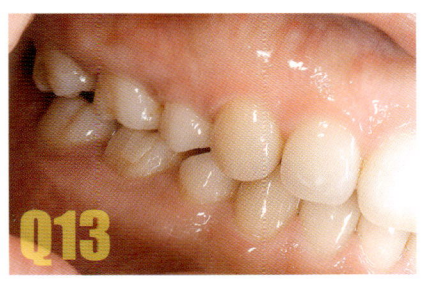

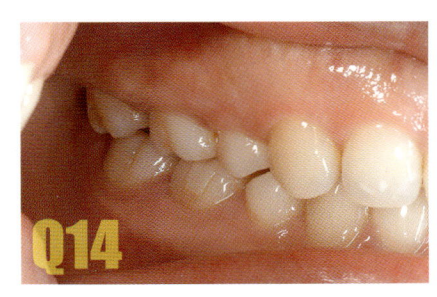

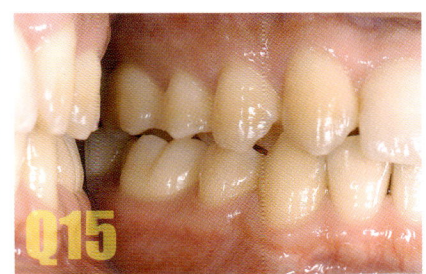

Q12　Q13　Q14　Q15

Q12の問題点の発見と対策

Q12の問題点は？
①近心から斜めに撮影されている。

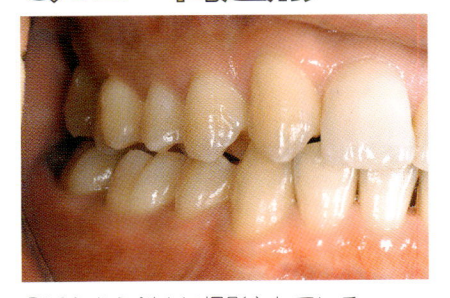

Q12の原因は？
①ミラーの引きが足りない。

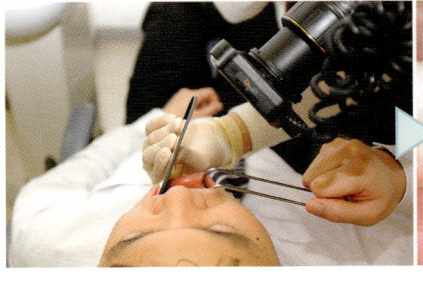

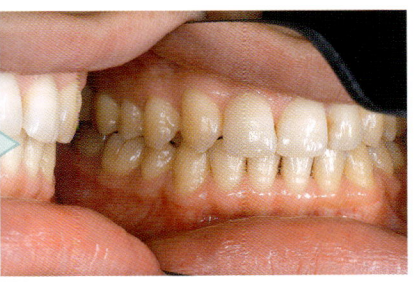

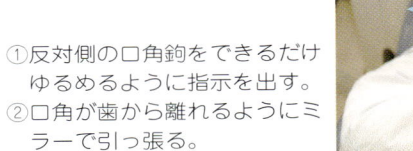

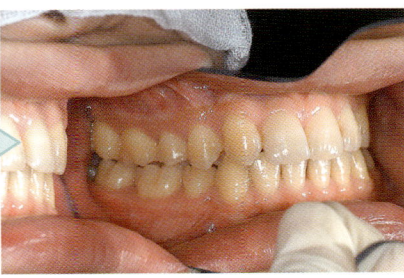

Q12の対策
①反対側の口角鉤をできるだけゆるめるように指示を出す。 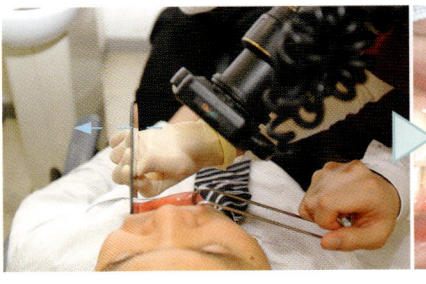
②口角が歯から離れるようにミラーで引っ張る。

83

Q13の問題点の発見と対策

Q13の 問題点 は？

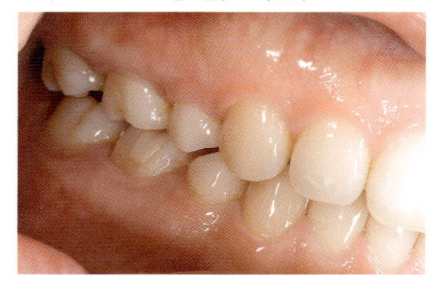

①咬合平面が傾いている。

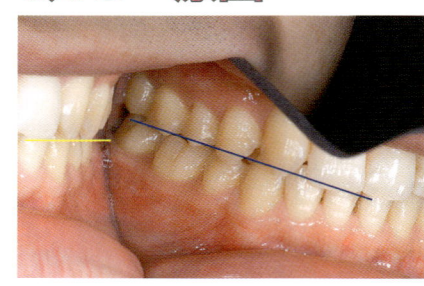

Q13の 原因 は？

①ミラーが歯列に対して下がっている（または上がっている）。

Q13の 対策

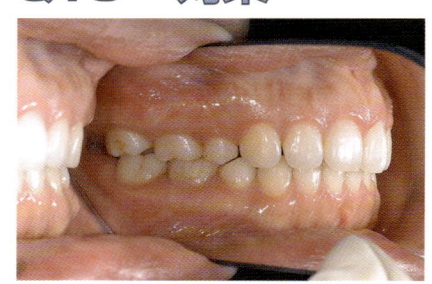

①歯列と平行になるようにミラーを入れる。

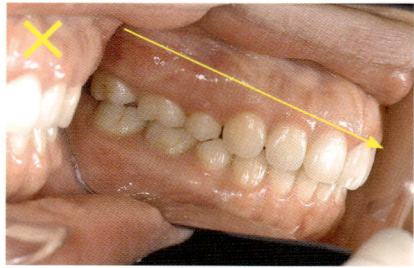

②患者さんの顔の角度が下向き（または上向き）になっていないかチェックする。

Q14の問題点の発見と対策

Q14の 問題点 は？

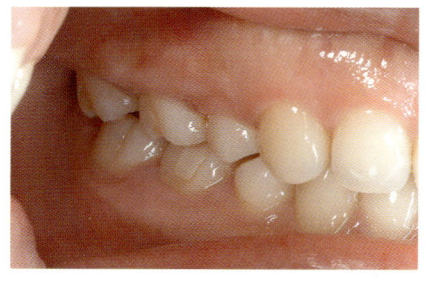

①斜め上から撮影されている。

Q14の 原因 は？

①ミラーの下縁を押しすぎるため、ミラーが内側に倒れて歯列に対し平行になっていない。

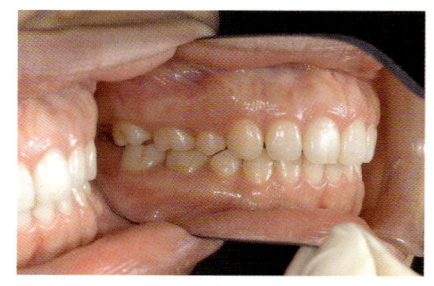

Q14の 対策

①ミラーを持つ手が歯列と平行になるように意識する。

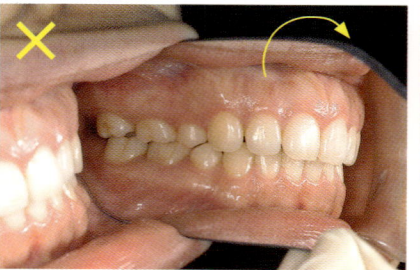

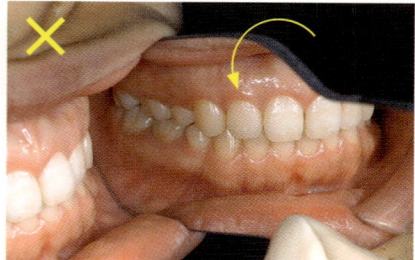

②患者さんの顔の角度が左右どちらかに傾いていないかチェックする。

3．ちょっと変？　よくある失敗写真から学ぼう

Q15の問題点の発見と対策

Q15の問題点は？

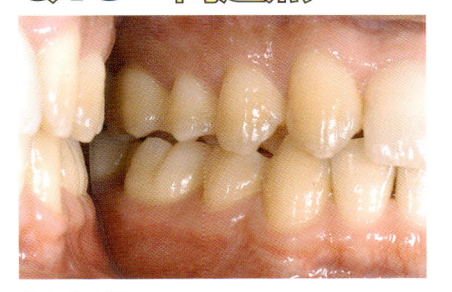

①実像が写っている。

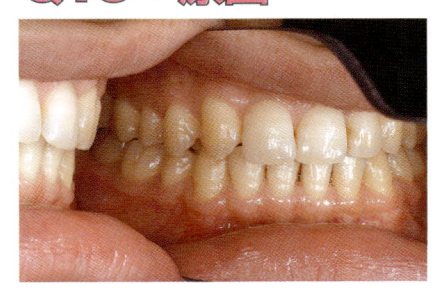

Q15の原因は？

①ミラーの先端が最後臼歯に触れている。

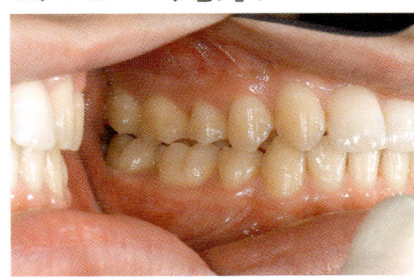

Q15の対策

①ミラーの先端を歯からできるだけ離す。

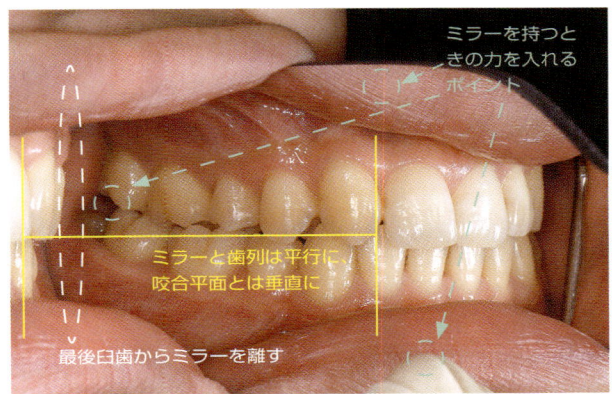

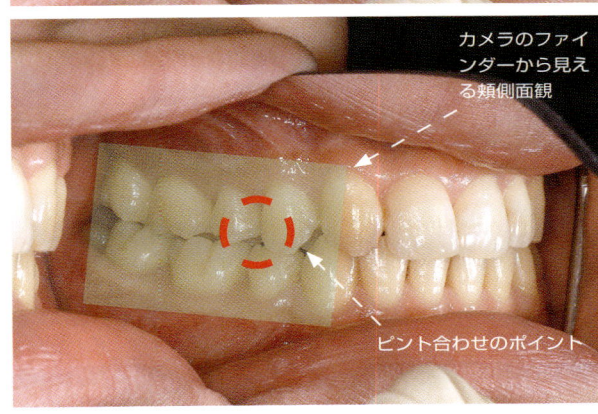

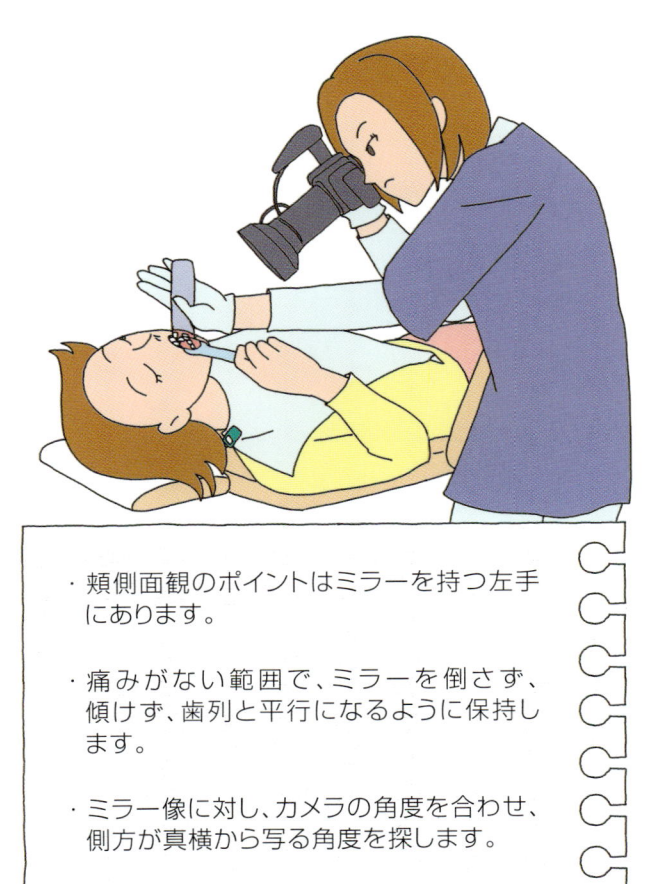

- ミラーを持つときの力を入れるポイント
- ミラーと歯列は平行に咬合平面とは垂直に
- 最後臼歯からミラーを離す
- カメラのファインダーから見える頬側面観
- ピント合わせのポイント

- ・頬側面観のポイントはミラーを持つ左手にあります。
- ・痛みがない範囲で、ミラーを倒さず、傾けず、歯列と平行になるように保持します。
- ・ミラー像に対し、カメラの角度を合わせ、側方が真横から写る角度を探します。

口腔内写真撮影の基本

さあ、臨床現場で口腔内写真を撮影してみよう

ちょっと変？よくある失敗写真から学ぼう

これだけ知っておけば大丈夫カメラの超基礎知識

舌・口蓋側面　うまく撮影できないのはなぜ？

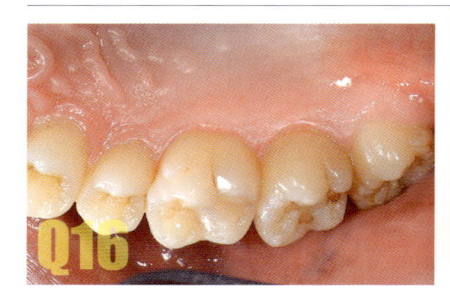

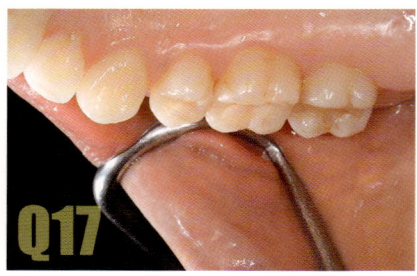

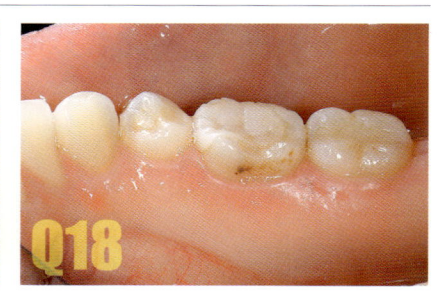

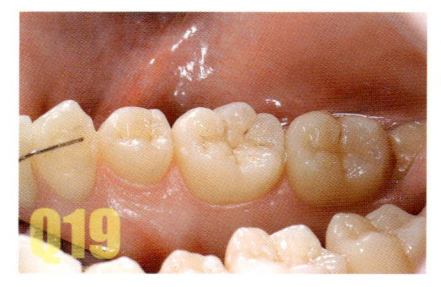

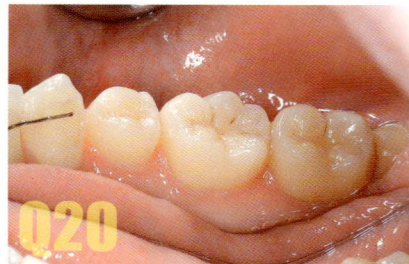

頬側面の口腔内写真でよくみかける、失敗例です。
どこがどう失敗なのでしょう？
どうしてこんな写真になってしまったのでしょう？
以下から原因と対策を考えて見ましょう。

Q 16 の問題点の発見と対策

Q16の 問題点 は？

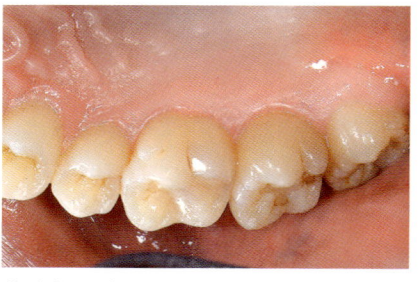

①咬合面が写っている。

Q16の 原因 は？

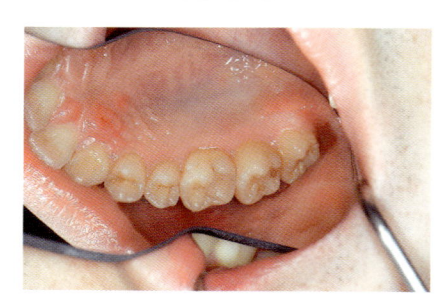

①ミラーが傾いている。

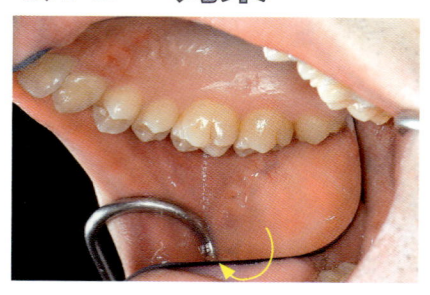

Q16 の 対策

①歯列に対しミラーを平行に起こす。
②ミラー像に対し、カメラの角度を調整する。

3. ちょっと変？ よくある失敗写真から学ぼう

Q17の問題点の発見と対策

Q17の問題点は？

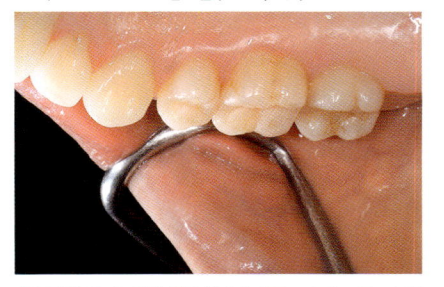

①画像の中で歯列が上に写っている（歯肉と歯とのバランスが悪い）。

Q17の原因は？

①バランスの調整不足（フレーミングの失敗）。

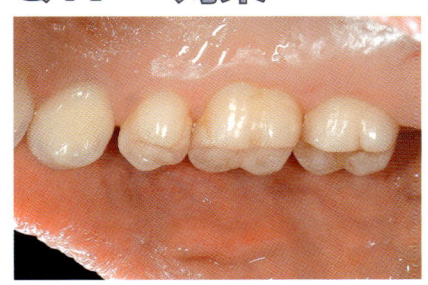

Q17の対策

①ファインダーの中で、咬合平面が写真の中央にくるように、歯肉と歯のバランスをとる。

Q18の問題点の発見と対策

Q18の問題点は？

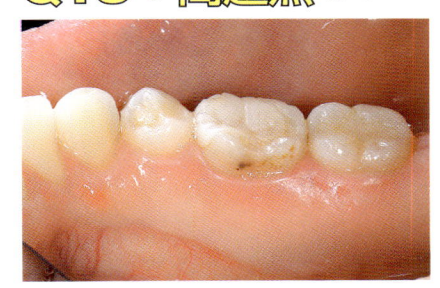

①唾液で歯肉が見えない。

Q18の原因は？

①唾液を除去していない。

Q18の対策

①ミラーを入れる前に唾液を吸引し、エアーで乾燥する。
②ミラーで確認し、唾液で濡れていたら再度エアーで乾燥し、すばやく撮影する。

Q19の問題点の発見と対策

Q19の問題点は？

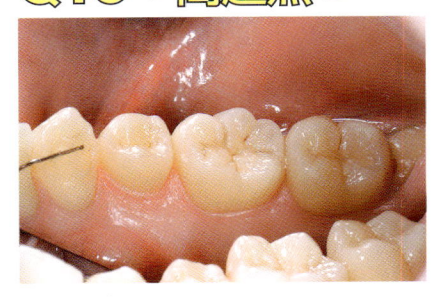

①実像が写っている。

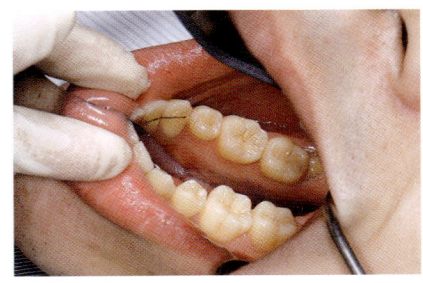

Q19の原因は？

①舌の排除が不十分。
②ミラーが歯列に近づき過ぎている。

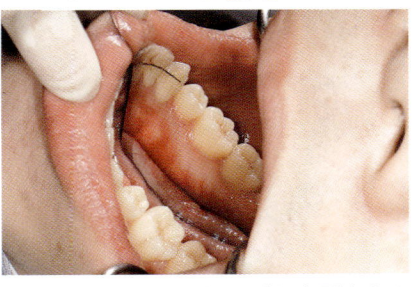

Q19の対策

①ミラーで舌を抑えながら歯列からミラーを離す。

Q 20 の問題点の発見と対策

Q20 の 問題点 は？

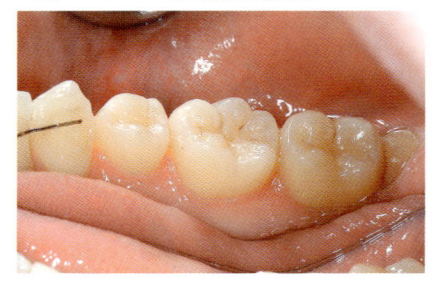

①歯頸部が写っていない。

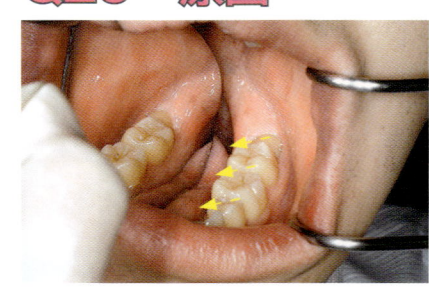

Q20 の 原因 は？

①ミラーによる舌の排除不足。
②ミラーが舌の上に乗っている。

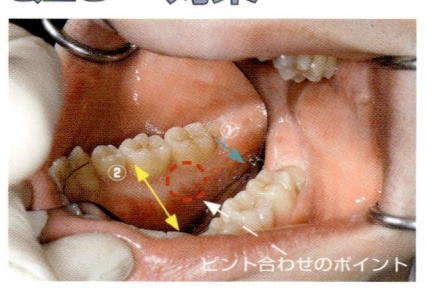

Q20 の 対策

①ミラーは痛くない程度、口腔底に深く挿入して、舌の側面を排除する。
②ミラーは歯列から離して、平行になるようにカメラの角度を調節する。

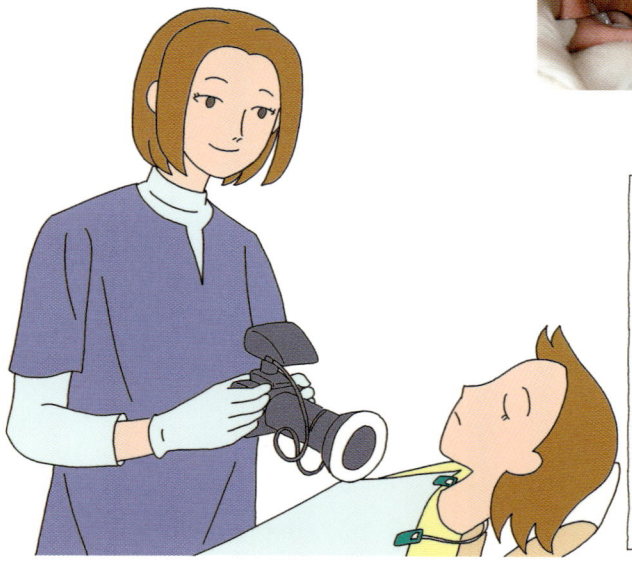

ピント合わせのポイント

- 舌・口蓋側面観の撮影ポイントは、唾液を吸引し、エアーで乾燥させたら、すばやく撮影することです。
- タイミングが合わず時間がかかるときは、ミラーを口の中から出して、一度患者さんに休んでもらい、再度唾液を取り除いて、撮影します。
- また、ミラー像とカメラの角度を合わせ、歯列の舌・口蓋側ができるだけ写る角度を探します。

どうしても撮影できない　…妥協も大切です！

①口角鉤が引っ張れない
　→口角が硬い、口が小さい、口唇圧が強い

②口唇が引っ張れない
　→小帯の付着位置が高い

③ミラーの角度が適切な位置に保持できない
　→叢生や骨隆起がある

④ミラーで舌が排除できない

→嘔吐反射が強い

⑤歯頸部を乾燥できない
　→唾液量がとても多い

⑥ミラーの中に収まらない
　→歯列がとても大きい

これら問題は、患者さんの解剖学的形態や状態によって生じることもあり、唾液や口角、口角鉤、実像の写り込みが避けられない場合もあります。

このような場合は、無理をして撮影するのではなく、撮影できる範囲で妥協することが大切です（理想を追いすぎると、患者さんにとってはつらく、来院が途切れる原因にもなります）。

じょうずに撮れるようになるための口腔内写真撮影トレーニング法

マニュアルフォーカスに慣れよう！

ピント合わせは難しい？

日常的にオートフォーカスのカメラを使用していると、マニュアルフォーカスピントを合わせて撮影するのは難しいものです。

満足いく写真がなかなか撮れない、とお悩みの方は、一眼レフカメラのマニュアルフォーカスに慣れるために、ピントを合わせる練習しましょう（**図1**）。

図1　ピント合わせ上達にむけてのトレーニングステップ

①口腔内写真と同じ撮影倍率で練習しよう。
②模型など、身近にあるものをつかって撮影しよう。
③まずはテーブルに置いた模型の撮影からスタート。
④慣れてきたら、ミラーを左手で持ち、ミラー面に映った歯列までの距離感をつかもう。

1st STEP
歯列までの距離に慣れよう！

まずはテーブルの上に置いた顎模型を使って、どれくらい近づくとピントが合うのか、距離感をつかみましょう（**図2**）。

図2　ピントが合う距離はどれくらい？

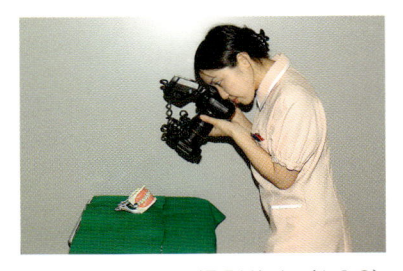

正面観撮影時の撮影倍率（1:2.8）の距離。

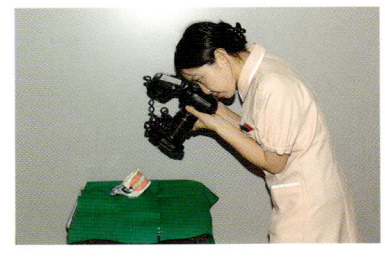

前歯部拡大写真撮影時の撮影倍率（1:1.8）の距離。1:2.8の距離よりも、被写体に近づいている。

2nd STEP
ピントがどこに合うか確認しよう！

距離感がつかめてきたら、テーブルの上に置いた顎模型を対象にして、ファインダーをのぞき、被写体に近づいたり離れたりしながら、ピントの合う位置を探します。

シャープに見えている歯にピントが合っています（図3、4）。

図3　どこにピントが合うか、サーチしよう！

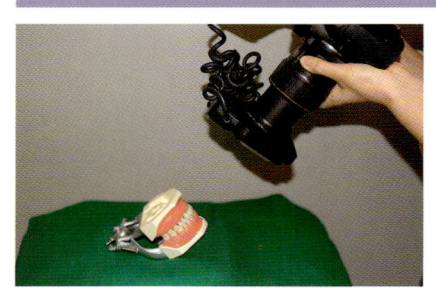

ピントの合う位置よりも遠いため、像はぼやけて見えています。模型に少しずつ接近します。

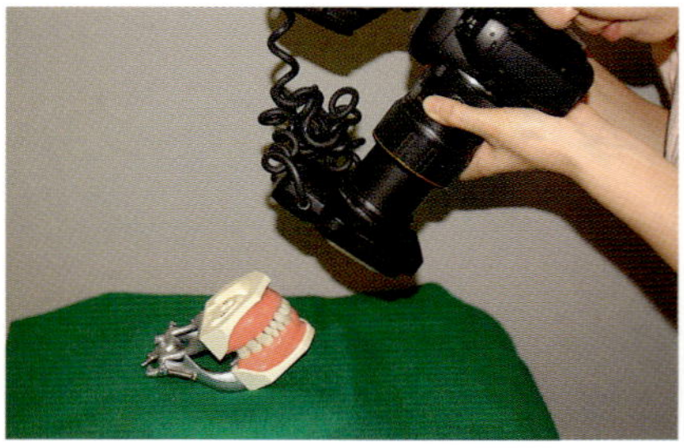

近づいていくと一瞬ピントが合いますが、近寄りすぎてしまうと再びピントはぼやけてしまいます。今度は模型から少しずつ離れていきます。

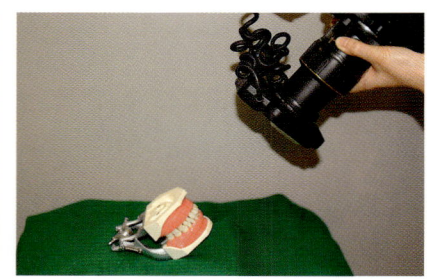

ちょうどはっきり、シャープに見えたところが、ピントの合う距離です。

図4　ピント合わせのポイント　基本は手前にある歯にピントを合わせよう！

ピント　1|1

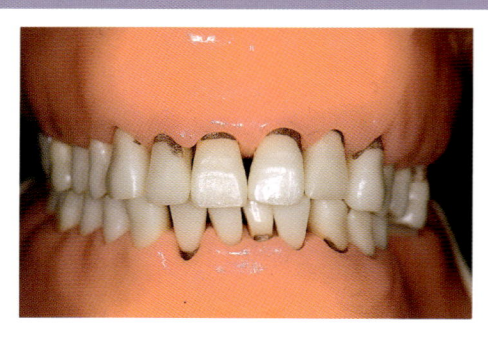

ピントを 1|1 に合わせた写真です。（違いが確認できるように、被写界深度は浅めに設定してあります）。小臼歯より奥がぼやけています。

ピント　43|34

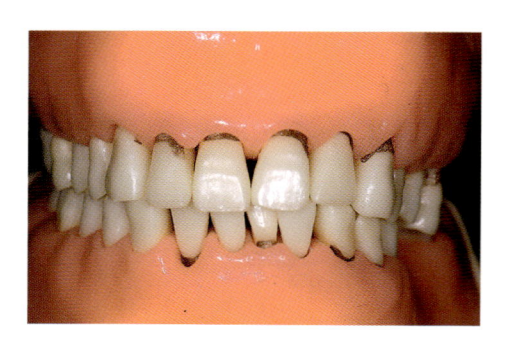

ピントを 43|34 に合わせた写真です。小臼歯部ははっきり写っていますが、前歯部がぼやけています。

ピント　65|56

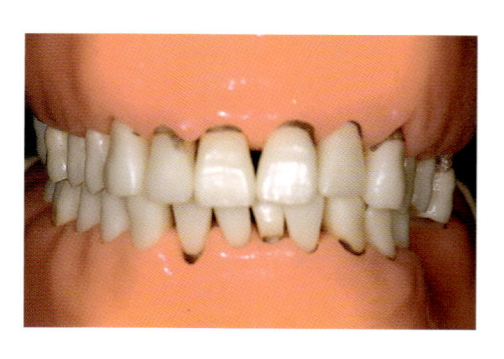

ピントを 65|56 に合わせた写真です。前歯部と小臼歯部がぼやけてしまいました。

3rd STEP
ミラー面観の撮影に慣れよう！

歯列までの距離に慣れてきたら、ミラー像を撮影する練習をします（**図5**）。

ミラーに模型を写して、ミラー面を撮影してみましょう。

口腔内写真を撮影するように、左手で頬側面観用のミラーを持ち、右手でカメラを持った状態でファインダーをのぞきます。

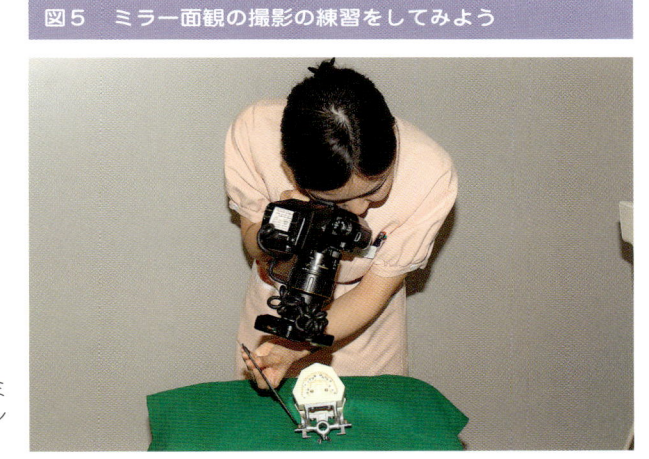

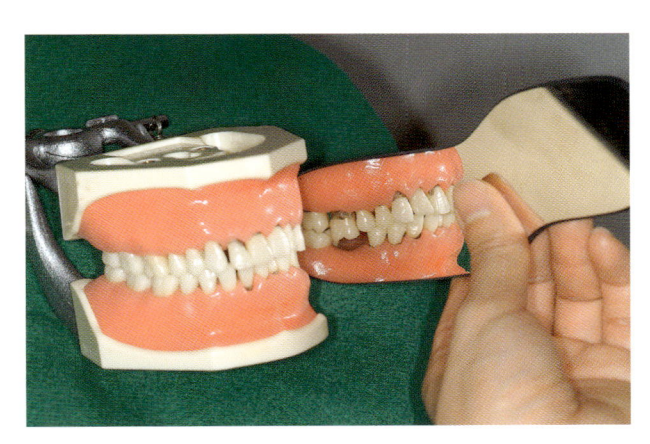

ミラーに写っている頬側の歯列が歪まないようなミラーの角度とカメラの角度を覚えます。

図5　ミラー面観の撮影の練習をしてみよう

FINAL STEP
相互実習で感覚をつかもう！

一眼レフカメラの操作に慣れたら、スタッフに協力してもらい口腔内を撮影します（**図6**）。

患者さん役のスタッフは、はじめは撮影しやすいように、口角鉤を持ち、口を大きく開けて、撮影に協力します。

次に、患者さんになりきり、撮影者の指示どおりに、対応します。患者さん役になることは、撮影時の患者さんのつらさを知ることができ、患者さんにどのような声掛けが必要なのかを考えることにつながります。

図6　ミラー面観の撮影の練習をしてみよう

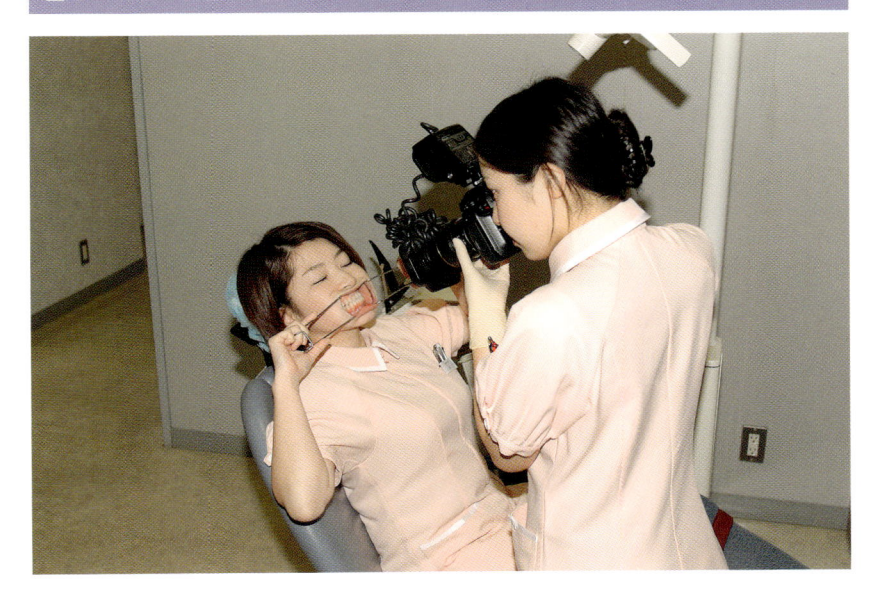

4

これだけ知っておけば大丈夫
カメラの超基礎知識

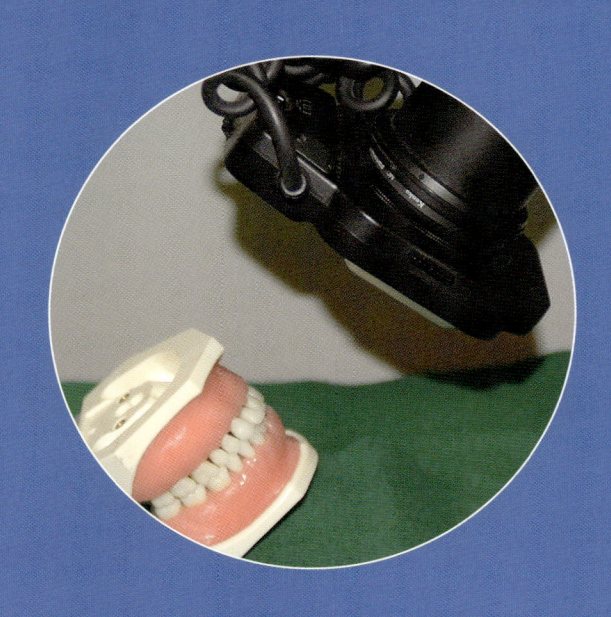

「写真を適切な明るさでシャープに写したい」
そんなときに知っておくと役立つ基礎知識

「絞り」のメカニズムと写真への影響

　「絞り」とは、カメラの内部にある、部品を組み合わせて作った丸い穴の大きさを変化させて、レンズから入る光の量を調節する仕組みです。

　絞り値は「F値」という数値で表され、数字が小さければ穴は大きく、たくさんの光を取り入れることができるので写真は明るくなります。反対に、数字が大きければ光の入る量は少なくなり、写真は暗くなります（図1）。

図1　絞りと光量の関係のイメージ

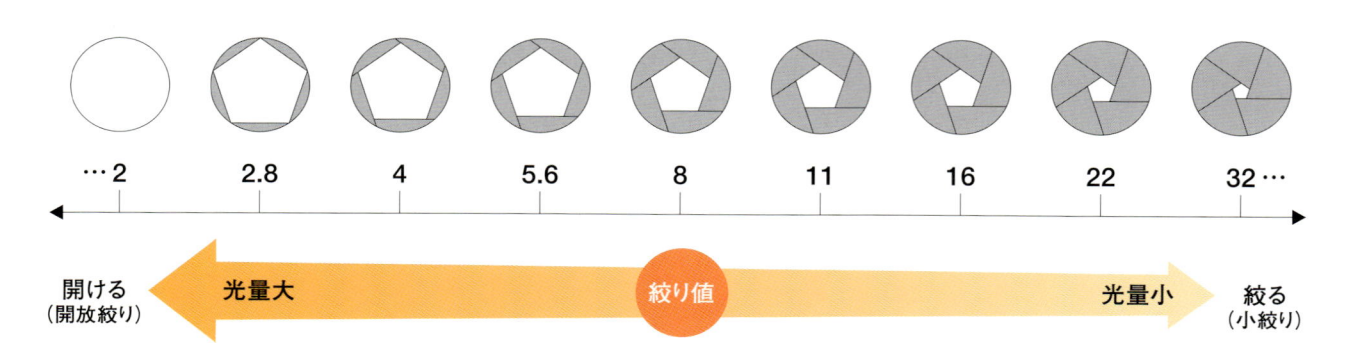

…2　2.8　4　5.6　8　11　16　22　32…

開ける（開放絞り）　←光量大　　絞り値　　光量小→　絞る（小絞り）

　絞りが写真に与える影響は、まず光量の違いにより写真の明るさに差が出ます。そして、ピントの合う（シャープに写る）範囲にも差が出ます。絞りが開いている（F値が小さい）とシャープに写る範囲が狭く、逆に絞っている（F値が大きい）と広い範囲でシャープに写ります（図2）。この範囲を「被写界深度」といい、深い・浅いと表現します。

図2　絞りとピントの合う範囲（被写界深度）の関係のイメージ

絞りを開ける：F値を小さく
ピントを合わせた位置　シャープに写る範囲　レンズ
被写界深度が浅い

絞りを絞る：F値を大きく
ピントを合わせた位置　シャープに写る範囲　レンズ
被写界深度が深い

絞りに強くなってシャープで明るい写真を撮ろう

　口腔内写真が暗い場合や、写真の一部がぼやけてしまう場合は、絞りと明るさや被写界深度の関係を応用して、カメラの設定を調整します（図3、4）。

　カメラやストロボの機種によっては、絞り値だけでなくストロボの発光量を変化させ、明るさと被写界深度の調整もできます。

図3　絞りを変化させて被写界深度と明るさの違いを見てみよう

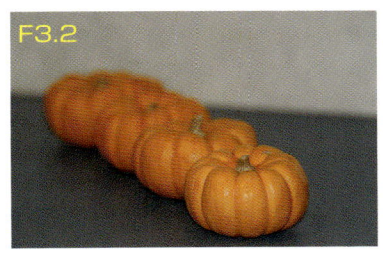

F3.2
写真は明るいが、ピントは手前のかぼちゃのみに合ってる。

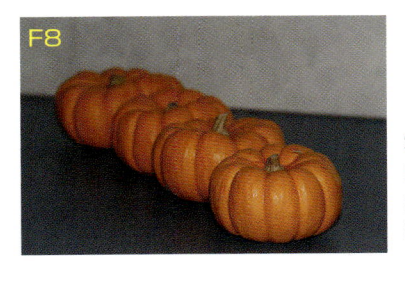

F8
写真は少し暗くなり、ピントは手前と中央のかぼちゃにまで合っている。

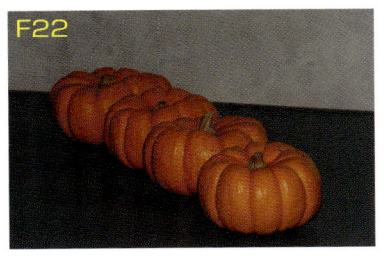

F22
写真はさらに暗くなり、ピントは4つすべてのかぼちゃに合っている。

図4　カメラの設定の違いによる像の違いを実感しよう

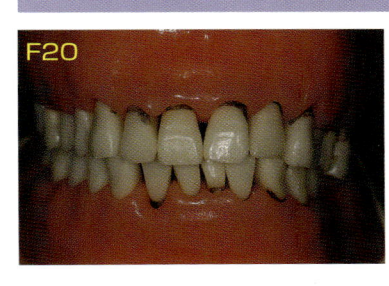

F20
F20で撮影した模型の写真。とても暗く写りました。

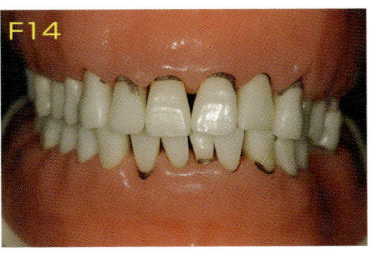

F14
絞りをF14まで開けて、明るく調整しました。光がたくさん入るため、写真は明るくなりましたが、被写界深度が浅くなり、臼歯部のピントが合わなくなりました。

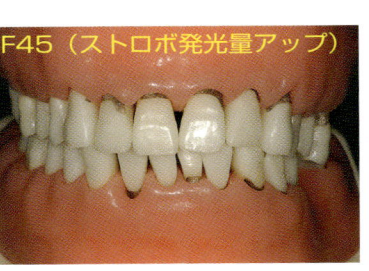

F45（ストロボ発光量アップ）
ストロボの発光量を1/32から1/4にアップし、光を強く当てました。光が強くなったため、適切な値まで絞ります。明るく、臼歯部までピントが合いました。

カメラによって設定は異なるので、詳しくはカメラの説明書を読み、自分なりの設定にチャレンジしましょう

撮影倍率の違いによる明るさの変化に強くなろう

撮影する倍率を変化させると、写る範囲が変化します。
同じF値の場合では、倍率よって明るさは異なります。

図5 F値を14に固定。写真は、撮影倍率が大きくなると明るく、小さくなると暗くなります。

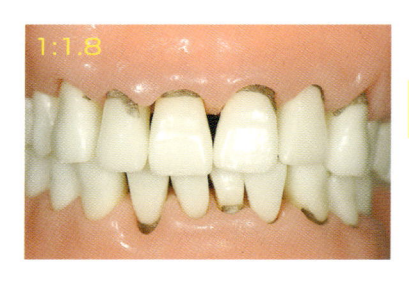

F値を調節 →

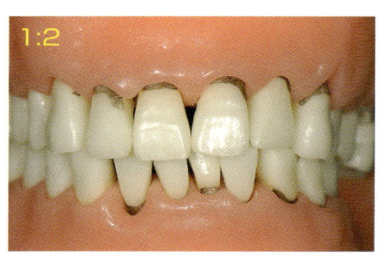

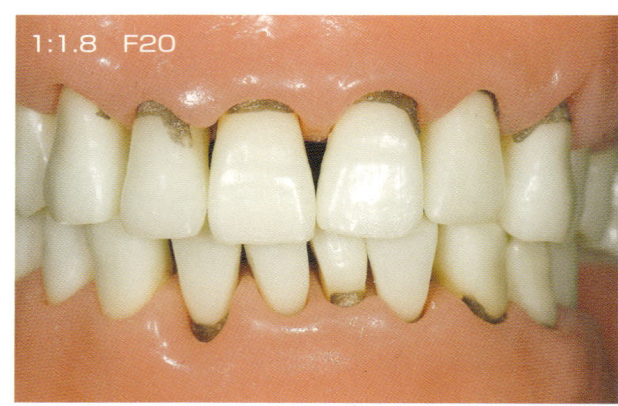

明るすぎたので絞りを絞って（F値を大きく）調整しました。

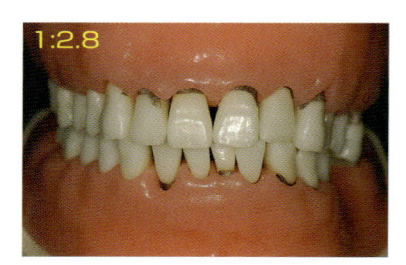

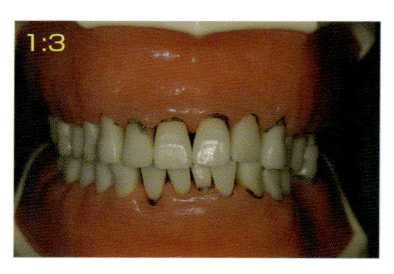

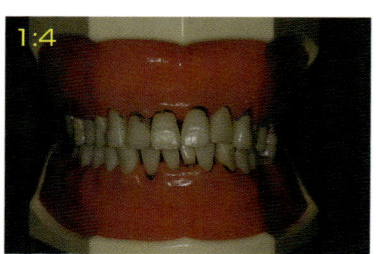

F値を調節 →

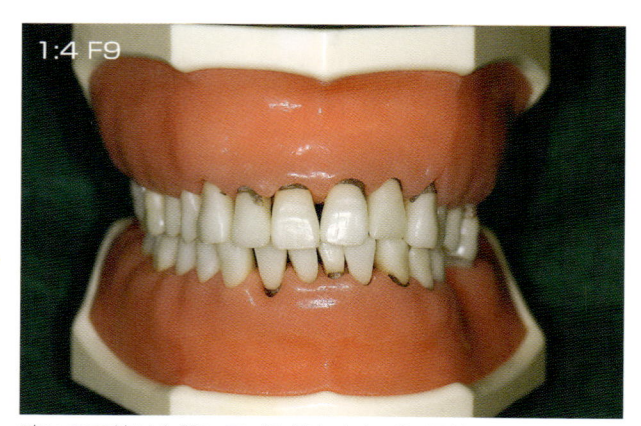

暗いので絞りを開いて（F値を小さく）調整しました。

デジタルカメラの機種の違いによって、撮影される色が違うことを知っておこう

図6に示したように、異なるメーカーのデジタルカメラはいうまでもなく、同じメーカーでも機種が異なるだけで、撮影された口腔内写真の色が異なります。

口腔内写真は、口腔内の変化を記録しています。ゆえに、歯肉の炎症や治癒の経過を比較するためには、同じカメラで撮影することが大切です。

図6　カメラの機種によって写真の色が違う

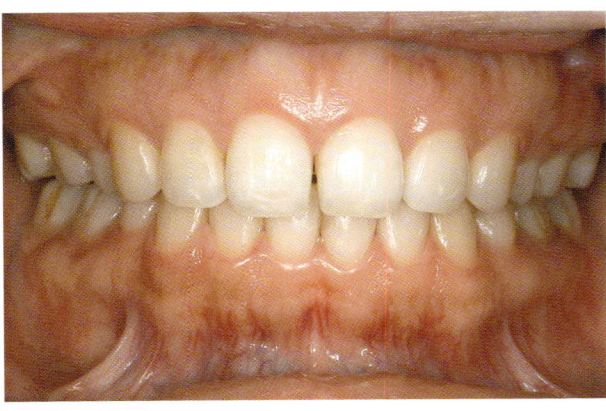

NIKON D100

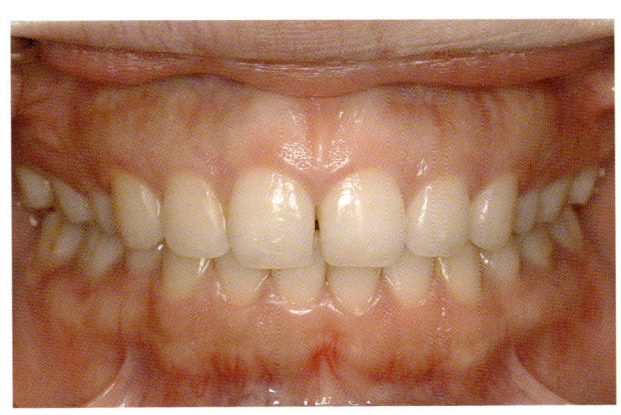

NIKON D70S

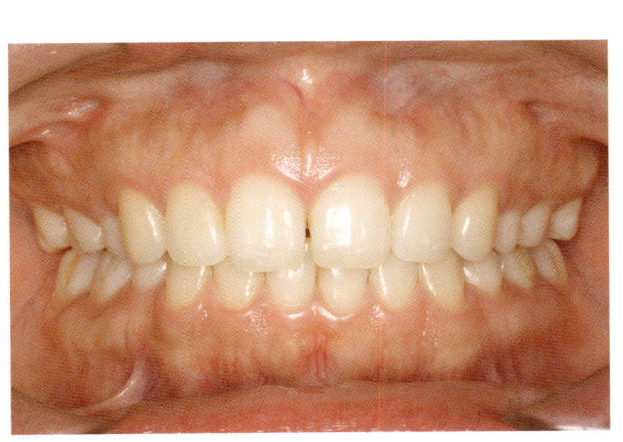

PENTAX K10D

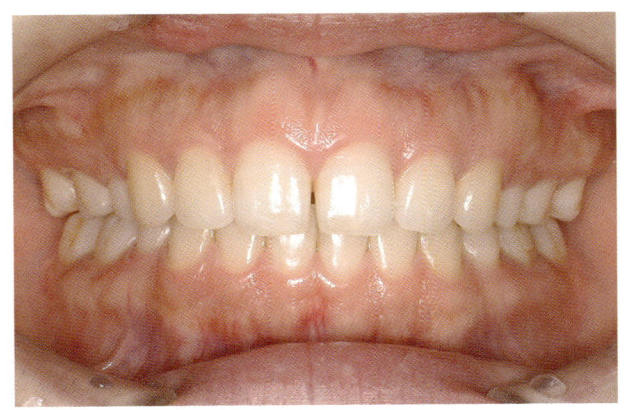

PENTAX DS

97

おわりに

　撮影した写真は、パソコンの画面やプリントをして、患者さんに説明をしています。写真を見てもらうことで、撮影のつらさが消えるわけではありませんが、写真を撮る必要性は、理解してくれます。
　また、口腔内写真を見ることで、自分の口の中を知ってもらい、治療や予防に積極的に参加してもらうことに役立てることができます。
　そのためにも、観察しやすい写真を撮ることは、大切なことです。
　今回この書籍では、できるだけわかりやすい写真を撮影する方法を紹介しましたが、写真の質にこだわりすぎて、何枚も撮影したり、長時間にわたりつらい状態にしてしまうと、患者さんの理解は得られず、技術に対して不信感さえ生まれてしまいます。
　患者さんが喜んでくださるための口腔内写真となるよう、短時間で規格性のある写真が撮れるように、練習を重ねて行きたいと思っています。

景山歯科医院　飯田しのぶ
笠島歯科室　　山口志穂

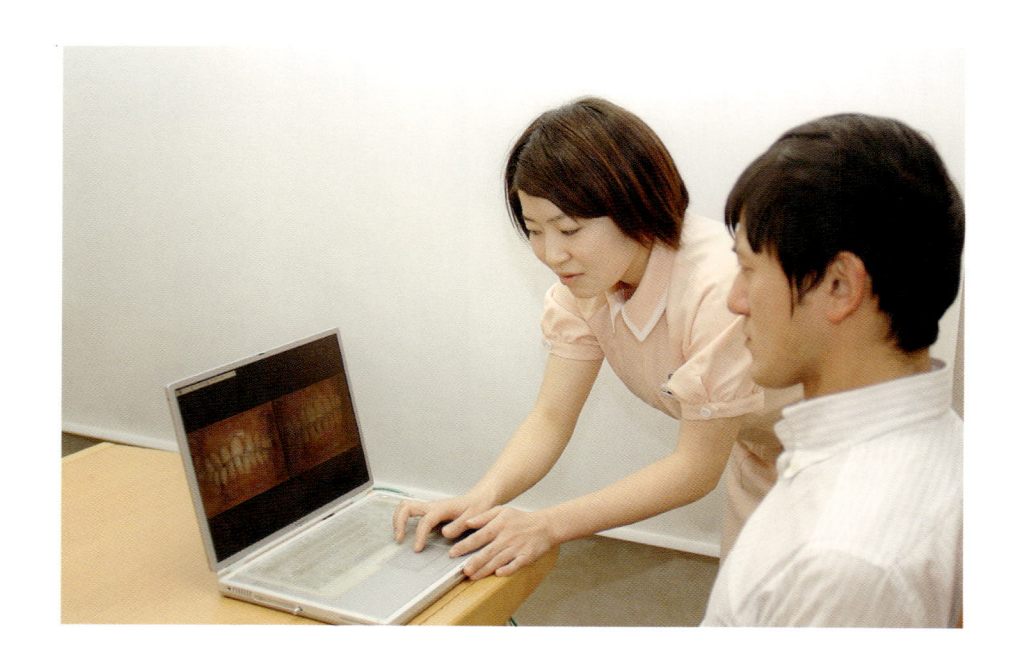

今回の撮影に協力してくださった方々
歯科医師　鶴見和久さん　時田君彦さん
歯科衛生士　藤田寛子さん　藤田紫乃さん　砂川舞美さん
ありがとうございました

著者紹介

●飯田しのぶ　いいだしのぶ
東京都中野区・景山歯科医院勤務

著者略歴
1961年6月　　東京都生まれ
1982年3月　　日本歯科大学附属歯科専門学校歯科衛生士科卒業
1987年1月　　景山歯科医院勤務　現在に至る

所属学会等
日本歯周病学会認定歯科衛生士
日本歯科衛生士学会会員
PDS研究会会員
中野予防歯科研修会会員

●山口志穂　やまぐちしほ
東京都豊島区・笠島歯科室勤務

著者略歴
1976年6月　　鹿児島県生まれ
1997年3月　　西東京歯科衛生士専門学校卒業
1999年2月　　笠島歯科室勤務　現在に至る

所属学会等
中野予防歯科研修会会員
日本歯周病学会認定歯科衛生士

QUINTESSENCE PUBLISHING 日本

歯科衛生士臨床のための Quint Study Club
知っておきたい知識編①
だれでもバッチリ撮れる！　口腔内写真撮影

2008年6月10日　第1版第1刷発行
2019年5月25日　第1版第5刷発行

監　　修　　中野予防歯科研修会
著　　者　　飯田しのぶ／山口志穂
発 行 人　　北峯康充
発 行 所　　クインテッセンス出版株式会社
　　　　　　東京都文京区本郷3丁目2番6号　〒113-0033
　　　　　　クイントハウスビル　電話(03)5842-2270(代表)
　　　　　　　　　　　　　　　 (03)5842-2272(営業部)
　　　　　　web page address　https://www.quint-j.co.jp/

印刷・製本　サン美術印刷株式会社

©2008　クインテッセンス出版株式会社　　　　禁無断転載・複写
Printed in Japan　　　　　　　　　　　　　　落丁本・乱丁本はお取り替えします
ISBN978-4-7812-0014-9　C3047　　　　　　　定価は表紙に表示してあります

クイントが贈る歯科衛生士教育のマスターブック

歯科衛生士臨床のための Quint Study Club

- ●新人歯科衛生士が臨床現場ではやく力になってほしい！
- ●歯科衛生士のチーム力アップに使えるマニュアルがほしい！
- ●院内勉強会の教科書として使える情報がほしい！

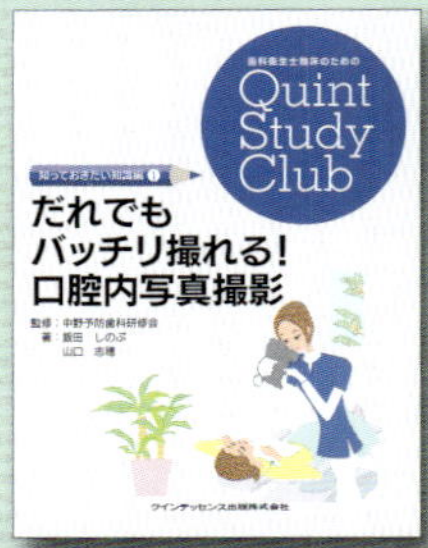

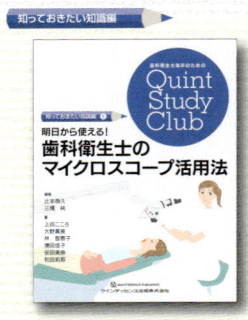

知っておきたい知識編
明日から使える！歯科衛生士のマイクロスコープ活用法
- 辻本恭久
- 三橋　純＝編著
- 上田こころ
- 大野真美
- 林　智恵子
- 増田佳子
- 安田美奈
- 和田莉耶＝著
- ●モリタ商品コード：208040105
- ●定価　本体4,000円（税別）

プロフェッショナルケア編
新人歯科衛生士のためのペリオドンタルインスツルメンテーション
ハンド＆超音波スケーラーの基本操作とシャープニングテクニック
- 沼部幸博＝監修
- 伊藤　弘
- 藤橋　弘
- 安生朝子
- 長谷ますみ
- 田島菜穂子
- 風見健一＝著
- ●モリタ商品コード：208050265
- ●定価　本体3,200円（税別）

知っておきたい知識編
だれでもバッチリ撮れる！口腔内写真撮影
- 中野予防歯科研修会＝監修
- 飯田しのぶ
- 山口志穂＝著
- ●モリタ商品コード：208050277
- ●定価　本体3,200円（税別）

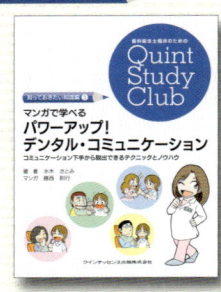

知っておきたい知識編
マンガで学べるパワーアップ！デンタル・コミュニケーション
コミュニケーション下手から脱出できるテクニックとノウハウ
- 水木さとみ＝著
- 勝西則行＝マンガ
- ●モリタ商品コード：208050284
- ●定価　本体3,200円（税別）

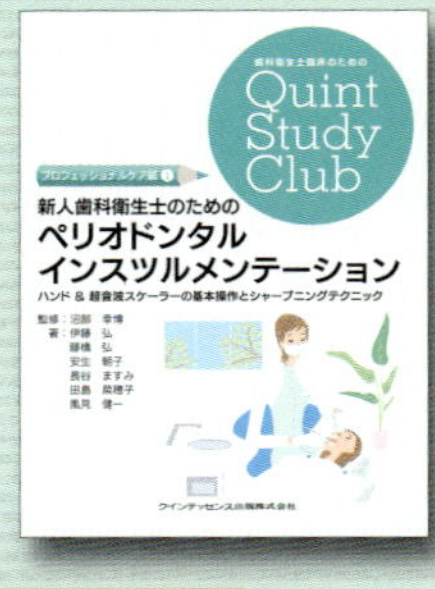

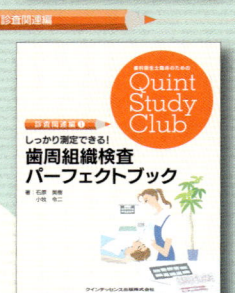

診査関連編
しっかり測定できる！歯周組織検査パーフェクトブック
- 石原美樹
- 小牧令二＝著
- ●モリタ商品コード：208050297
- ●定価　本体3,200円（税別）

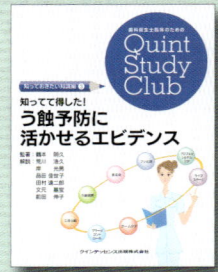

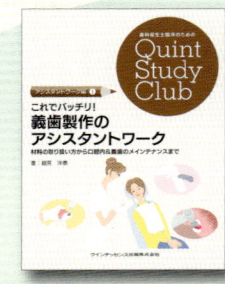

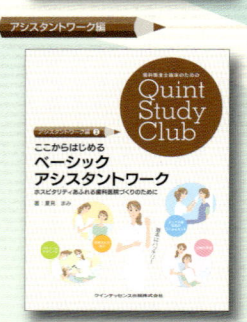

知っておきたい知識編
知って得した！う蝕予防に活かせるエビデンス
- 鶴本明久＝監修
- 荒川浩久
- 岸　光男
- 品田佳世子
- 田村達二郎
- 文元基宝
- 前田伸子＝著
- ●モリタ商品コード：208050306
- ●定価　本体3,200円（税別）

アシスタントワーク編
これでバッチリ！義歯製作のアシスタントワーク
材料の取り扱い方から口腔内&義歯のメインテナンスまで
- 細見洋泰＝著
- ●モリタ商品コード：208050317
- ●定価　本体3,200円（税別）

アシスタントワーク編
ここからはじめるベーシックアシスタントワーク
ホスピタリティあふれる歯科医院づくりのために
- 夏見まみ＝著
- ●モリタ商品コード：208050338
- ●定価　本体3,200円（税別）

プロフェッショナルケア編
6日間で極める！磨ける・伝わるブラッシング指導
- 橘田康子
- 山本　静
- 磯崎亜希子
- 世川晶子
- 渡部亜紀
- 野中哲雄＝著
- ●モリタ商品コード：208050475
- ●定価　本体3,200円（税別）

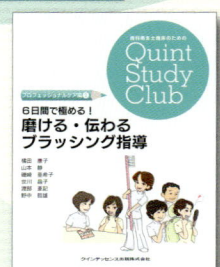

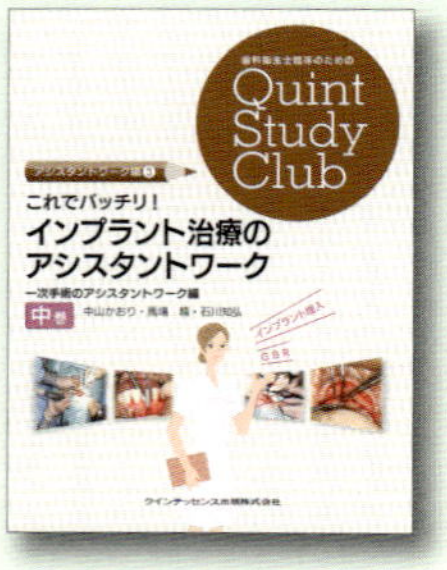

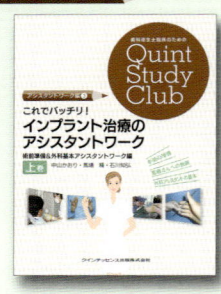

アシスタントワーク編
これでバッチリ！インプラント治療のアシスタントワーク　上巻
上巻　術前準備＆外科基本アシスタントワーク編
- 中山かおり
- 馬場　精
- 石川知弘＝著
- ●モリタ商品コード：上巻208050407
- ●定価　本体3,200円（税別）

アシスタントワーク編
これでバッチリ！インプラント治療のアシスタントワーク　中巻
中巻　一次手術のアシスタントワーク編
- 中山かおり
- 馬場　精
- 石川知弘＝著
- ●モリタ商品コード：中巻208050408
- ●定価　本体3,200円（税別）

アシスタントワーク編
これでバッチリ！インプラント治療のアシスタントワーク　下巻
下巻　二次手術のアシスタントワーク編
- 中山かおり
- 馬場　精
- 石川知弘＝著
- ●モリタ商品コード：下巻208050409
- ●定価　本体3,200円（税別）

プロフェッショナルケア編
歯科から発信！あなたにもできる禁煙支援
- 稲垣幸司＝監著
- 植木良恵
- 橋本昌美
- 三辺正人
- 宮内里美＝著
- ●モリタ商品コード：208050493
- ●定価　本体3,200円（税別）

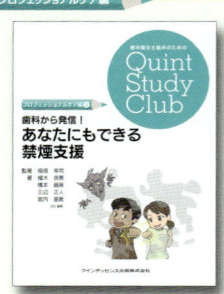

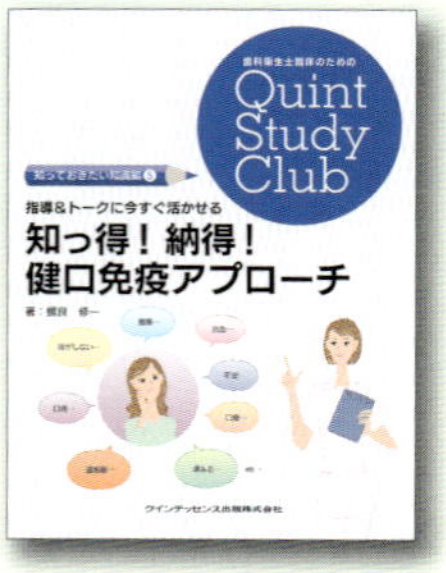

知っておきたい知識編
指導＆トークで今すぐ活かせる　知っ得！納得！健口免疫アプローチ
- 螺良修一＝著
- ●モリタ商品コード：208050523
- ●定価　本体3,200円（税別）

知っておきたい知識編
知って得した！歯周治療に活かせるエビデンス　増補改訂版
- 内藤　徹＝監修・解説
- 稲垣幸司
- 谷口奈央
- 新田　浩
- 牧野路子
- 村上　慶
- 米田雅裕＝解説
- ●モリタ商品コード：208050756
- ●定価　本体3,700円（税別）

QUINTESSENCE PUBLISHING 日本　クインテッセンス出版株式会社

〒113-0033　東京都文京区本郷3丁目2番6号　クイントハウスビル
TEL 03-5842-2272（営業）　FAX 03-5800-7592　https://www.quint-j.co.jp　e-mail mb@quint-j.co.jp

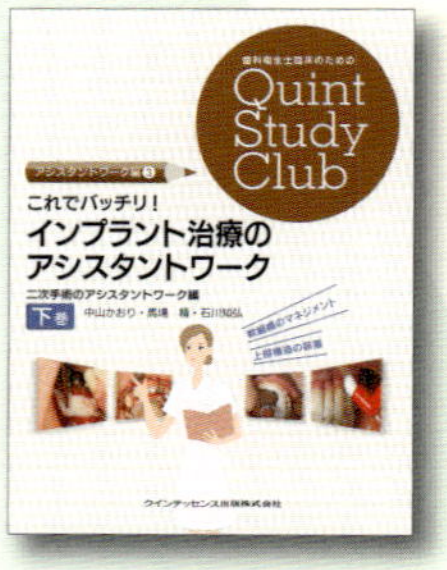

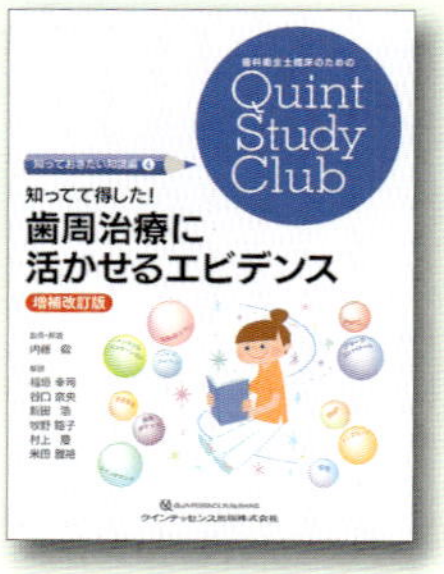

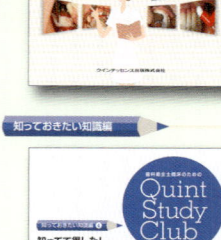